がんを味方につけた生き方

生還者たちが私に教えてくれたこと

薬学博士・がん統合医療コーディネーター
野本篤志

太陽出版

はじめに……がんになってわかること

私がこの本を執筆しようと考えたのは、「がんの自然寛解（かんかい）」を果たした方々が、ある2つの共通した経験をしていることに興味をもったからです。

そもそも「がんの自然寛解」とは、「がんと診断された患者が、医学的な治療（3大療法）を受けなかったにもかかわらず、縮小したり消失したりする現象」のことを言います。6万～10万人に1人くらいの頻度（ひんど）と言われていますが、私が会社を辞めてから10年間に関わった患者さん数100人の中で10人以上の方が自然寛解を経験されています。

これらの方に共通することは、「自分はがんになって良かった」とか「今はがんになる前よりも幸せです」と話していることと、彼らが偶然のような様々な出会いを経験し、それらの出会いに導かれるようにしてがんを克服していったということです。

私は22年間日本を代表する製薬会社の第一線で新薬の研究・開発の仕事をしてきたので、非科学的なことあるいは理屈で説明できないことにはアレルギーを示す1

人でした。

でも、会社を辞めてからたくさんの患者さんと接する機会をもってからは、科学では説明できないことにこそ、真理が隠されていると考えるようになりました。

自然寛解という一見非科学的な事実に、がんを解決するヒント（糸口）があるし、「幸せを体現する」という我々の究極の生きる目的に行き着くための摂理（神のはからい）が隠されていると感じたからです。

我々日本人は、現代科学の恩恵を享受しています。欧米から日本に入ってきた科学は医学も含めて、我々人間に利益をもたらすものを最大限利用するが、逆に害のあるものを排除するという立場を取っています。

その考え方に則った場合には、がんはあくまで我々に害を与える悪しき存在であるので、当然「切る（手術）、焼く（放射線）、毒殺する（抗がん剤）」という方法で排除するという発想になるのはしかたないことです。

でも、その選択枝を選ばずにがんを克服した人たちが、がんを「恩恵」と捉える発言をしたり、「幸せの使者」と受け取れるようなコメントをするのはいったいどのような理由からでしょうか？

東洋の思想には、昔から「調和」とか「寛容」という考え方がありました。すなわち、物事には「陰」と「陽」の両面があるが、そのどちらも我々が生きていく上で大切にしなければいけないという考え方です。

たとえ「陰」であっても排除するのではなく、「陰」がもつ意味（メッセージ）を理解してそれに応(こた)えていく姿勢、そして何事にも意味があり、世の中に無駄な存在はないという「寛容」な姿勢を大事にしてきました。

また、東洋の思想には、結果は原因から生まれるという一元的な考え方でなく、「因縁(いんねん)」という言葉があるように、目に見えない「縁(えん)」というものを信じ、大切にしてきました。

自然寛解者が経験した様々な出会い、導かれたような体験こそ「縁」ではないか、そしてそれは、本当に大切なものを我々に気づかせてくれたり、教えてくれるものではないかと思うのです。

世の中に出回っているがんに関する本は、治るためあるいは治すために「なにを？」「どうする？」という実用書が多いですが、この本はあえて「なぜ？」を問うことにしました。

そのため、哲学書のような内容になりましたが、誰にでもわかりやすく書いてみました。

この本に出会って、がんがあなたに教えようとしている意味を考えるきっかけにしていただければ、そしてがんになる前より幸せになっていただければ、こんなうれしいことはありません。

２０１７年８月

野本篤志

がんを味方につけた生き方　◇目次

第2章 カウンセリング面談

第3章 サイモントン療法ってなに？

第1章

出会いがあなたの人生を変える

相談者からの手紙 1

ある1冊の本との出会い

「私が初めて野本さんを訪ねたのは、今から約5年前の2012年10月のこと。当時38歳だった私は、やっとつかまり歩きができるようになったばかりの3歳の娘をだっこし、主人に付き添われて野本さんの事務所を訪ねました。

私はその年の3月に子宮頸（しきゅうけい）がんが見つかり、4月に広範囲子宮全摘（ぜんてき）手術を受けていました。そして、手術後、担当医の指示どおりに抗がん剤治療を受けたのですが、その抗がん剤治療はまさに『魂まで打ちのめされるような』体験だったのです。

1週間に1回9時間の治療は想像を絶する苦痛でした。毎回点滴の管（くだ）を引きちぎりたい衝動にかられながら、2か月半、6回に亘（わた）って治療を続けました。

それでも、がんは腹部（左内腸骨動脈と傍大動脈リンパ節）へ転移してしまいました。

それで、転移部に対する放射線治療を行ない、その部位の腫瘍（しゅよう）は消失しましたが、まるで『いたちごっこ』のように、転移が胸部（鎖骨下と縦隔リンパ節）へ移行してしまったため、今度は胸部への放射線治療が計画されました。

私にとって、放射線治療の副作用も耐えがたいものでしたが、一方でがんへの恐怖が強かったため、『こんな治療はもうたくさんだ』という心の声をずっと無視し続けてきました。

でも、再治療が決まり、つらい治療への恐怖心のために、もうどうしていいのかわからなくなってしまっていた頃、妹が送ってくれたがんに関する数冊の本の中に1冊の本を見つけたのです。それまで名前も聞いたこともなかった、野本さんという方の書いた本との偶然の出会いが私の人生を変えてくれたのです。

野本さんの本を読んだとき、私の心に『ああ、この人ならわかってくれる』という気持ちが湧き上がりました。

野本さんのお住まいは私の家のとても近くにあることがわかりました。なにか運命的なものを感じ、藁をもすがる思いで野本さんに連絡を取って会いに行きました。

野本さんとの出会い

『なんでがんになったんだと思う？』

そう問いかけてくれた人は初めてでした。

『痛みはあるの？　気持ちが痛みを増幅させているってこともあるからね』

私はずっとずっとこういう会話ができる人に会いたかったのです。

このとき、野本さんが主宰しているがん患者サロンに出て、サイモントン先生の話をDVDで視聴することを勧められました。

今から考えると、これが私をがんからの生還に導く転機になったのです。

サイモントン先生との出会い

その月、サロンに初めて参加しました。そのサロンで運命的な出会いが2つありました。

その1つは、サイモントン先生が教えてくれたヒポクラテスの『医療とは患者に害を及ぼさないこと』という言葉との出会いです。

『本当にそのとおりだ』というのが、想像を絶するような苦しいがん治療を続けていた私の心が発した言葉でした。

心から納得した私は、その言葉に背中を押され、『もうこれ以上がん治療は受けないことにしよう』と決意したのです。

もう1つの出会いは、そのサロンでたまたま配布された1枚のチラシを手にしたことでした。

そのチラシには『自然療法研究実践家、東城百合子さんが11月11日に地元のつくばで講演会を開く』と書いてありました。

東城百合子さんとの出会い

講演会の前日の11月10日は、病院での放射線療法の説明日でした。

サイモントン先生の言葉を聴いて、『放射線療法はもう受けない』という決断をした私ですが、その決断を医者に1人で伝えるのは恐ろしくて、主人に一緒に行ってもらって、医者に自分の気持ちを伝えました。

『これからどうやってがんを治していったらいいのだろう?』

医者に決意を伝えたあとも、暗澹（あんたん）たる気持ちのまま病院をあとにした私ですが、その答えをなんと翌日の講演会で見つけることができたのです。

講演会で東城百合子さんの話を聴いた私は、『今聴いた、この療法を実践することで、がんはきっと治る!』と確信し、食事療法やお手当て（枇杷（びわ）の葉やこんにゃくなど身近な材料を使って行なうセルフケアの総称）を始めたのです。

教会での出会い

私ががんから生還するためにはもう1つの出会いが、私が通っている教会でありました。

神父さまに私のがんの話をしていると、神父さまが突然、信徒さんの中に食事でがんを治した人がいるのを思い出され、その場でその方に電話してくださったのです。

このように、運命的な出会いが次々に起こり、私は代替療法で末期がんから生還(せいかん)された6人の方たちとお会いすることができたのです。

このような様々な出会いが生んだ貴重な体験から、私は『私の望む現実はこれだ！』というイメージを鮮明にもつことができたのです。

同時に私は、私自身が大いなる力に導かれていることを、確信をもって感じることもできたのでした。

すべては心の持ち方ひとつ

今、考えると、私が末期がんから生還するという『奇跡的な』時間の中で大きな役割を果たしたのは、『私の心のあり方の変化』だと思います。

当初、西洋医学の治療を受けていたときの私は、お金さえ積めば、健康も幸せも、なんでも手に入れることができるし、病気になっても、評判のいい病院に行って優秀な先生に診てもらえれば治ると本気で考えていました。

でも、自然療法でお手当てを始めてみると、この私の考えは変わりました。

何百万円もする最先端の医療よりも、自分の身体と向き合い、自分の身体と会話をしながら取り組む温灸のほうが自分にとっては効果があり、価値があると実感したのです。

その、たった1枚のビワの葉を使った温灸療法の力を体験すると、『医療も決してお金ではないんだ』と確信したのです。

また、がんになる前は、なにごとにも完璧主義なところがあり、自分にも他人にも厳しく、子どもにもいつも『従いなさい』という支配的な母親でしたが、がんになってからは、弱い自分を素直に出せるようになり、『ありがとう』や『ごめんね』を日常的に言えるようになりました。

『自分はいい人』という、ウソと欺瞞に満ちた自分の姿に気づいたのも、野本さんを始め、何人かの方たちが、『末期がん患者』である私に、愛情深く接し続けてくれたからでした。

みなさんの無償の愛に触れて、『私自身もこのがんを克服したら、このような方たちのようになりたい』という思いが芽生えてきたのです。

家族3人で筑波山に登る！

病院で担当の先生から『おい、おまえ、今のままでは死ぬぞ！』と乱暴な宣告をされた2012年の10月から8か月後の2013年6月11日に撮影されたCT検査の結果は、私に『異常なし』を告げました。

血液検査の結果も腫瘍マーカーは正常値を示していました。

それから約1年半後の2014年11月8日、『がんを克服したら、家族3人できっと筑波山に登るんだ！』という、長い間心に決めていた目標をついに達成することができました。

山頂で撮った写真には、付き添っていただいた野本さんご夫妻やラポールの会の仲間に囲まれて、どこか誇らしげな私たち家族3人が写っています。

『どうか5年前の私のように、幼い子を抱えて、不安と恐怖と絶望の中で、もがき苦しんでいる、闘病中のお母様がいたら、私の体験を知って、少しでも希望と勇気をもってほしい』という、切なる願いから、私のこの短い手記を野本さんにお渡しします。

この手記が野本さんの活動の中で、少しでも役に立つようなことがあったら幸せです。

人としてはまだまだ未熟な私ですが、様々な出会いを重ね、ステージⅣ（4）の末期がんの死の淵（ふち）から、家族や多くの方に見守られ、支えられ、愛を感じながら、がんを克服し、現在親子3人で穏やかな生活を送っています。私は今、とても幸福です」（A・Y　女性　40代　茨城県在住）

相談者からの手紙 2

がんは私にとって遠い存在

「現在、71歳、男性ですが、野本先生の講演を聴いて、私の体験もなにかの参考になるかもしれないと思い、先生に自分のがん体験について手紙を書いてみました。

この10年ほど、私の家族や友人や仕事仲間や、また彼らの家族など、私の周りでたくさんの人ががんになっています。喉頭（こうとう）がん、肺がん、乳がん、大腸がん、子宮がん、前立腺がん、がんの種類はなんでもありです。

がんを発症した、これらの不運な人たちのだいたい半数の方は、不幸にも亡くなっています。中には手術後、4年ほどはなにもなかったのですが突然、転移が見つかり、苦しんだあと亡くなった人もいれば、入院したあと、手術を拒否して、そのまま亡くなった方もいるし、病院に行ったときはすでに手遅れで、手術自体受けられずに亡くなった方もいます。

また、苦しい治療を受けながら、何度も入退院を繰り返している方もいるし、大変な手術だったと聞かされていたのに、その後、がんなど関係なかったかのように、元気で、がん発症前と同じように生活している方もいます。

考えてみれば、とても不思議なことなのですが、そんな状況の中で暮らしていながら、私自身はがんについてはほとんどなにも考えていませんでした。

テレビや雑誌や各種書籍などで、がんの恐ろしさについての情報があふれているにもかかわらず、その頃の私にとっては、がんはどこか他人事でしかなかったのです。

今になって思えば、なぜそんなふうに考えていられたのかわからないのですが、いくら知人ががんを発症したと聞いても、メディアを通じてがんについて見聞きしても、がんというものは自分とは関係のない、どこか遠い危険、遠い不幸にしか思えなかったのです。

あまりにも楽観的というのか、鈍感過ぎるというのか、この愚かな態度は、実は私1人のものではありません。

実際には、恐ろしいほど多くの人が、あの頃の私と同じように、がんというものを、自分には遠い、どこか関係のない不幸と考えているのではないでしょうか。

たとえば、これだけ喫煙ががんの発症率を高めるという事実が流されているにもかかわらず、今でもタバコを吸う人はいくらでもいるし、発がん物質が含まれているという食べ物を平気で食べている人も多いし、なによりも政府自体がタバコの生産と販売をやめようとしないのは、日本人の多くの人たちが、がんを自分自身と関係のない、遠いリスクとしか考えていないという証拠だと言えると思います。

私たちのがんに対する態度は、クルマを運転するときとよく似ています。

毎日、日本全国でこれだけ多くの交通事故が起き、死者も跡を絶たないというのに、私たちはいざ自分がクルマのハンドルを握るとなると、交通事故でいつ自分が死ぬかもしれない、あるいはいつ人を殺めてしまうかもしれないという厳然たる事実は、ぽっかりと忘れて、軽い気持ちでアクセルをふかすのではないでしょうか。

そんな交通事故や死亡事故は、なぜか自分自身には決して降りかかることのない、遠くの不運になってしまっているのです。

楽しみにしていたワインバー経営

私は大学を出ると、40頃までずっと高校で英語を教え、その後、予備校で大学受験生を相手に英語を教えていました。

そんな堅い仕事ばかりしていると、そのうち、退職したら、もっと柔らかい仕事、水商売のような仕事がやってみたいと思うようになり、ワインバーでもやってみようという気持ちになりました。

ワイン学校に通ったり、いろいろなワインバーに行ったりして、ワインについて私なりに勉強しました。中でも、世田谷区で、あるソムリエさんが開いているワインバーが気に入り、その店にはよく通いました。

62歳のとき、私は世田谷区の辺鄙な町で、小さなワインバーを開いたのです。

私が気に入って通っていたワインバーのマスターが、2年ほど前、大腸がんで亡くなったということは知っていましたが、そのときの私は、そんなことは気にもしていませんでした。

あのマスターはがん体質だったのかなとか、高い店を借りていたのでお金の工面(くめん)が大変で、ストレスがたまっちゃったんだろうくらいに、ノーテンキに考えていたのです。

念願のワインバーのマスターとなり、私はとても幸福でした。毎日がとても楽しく充実していました、と自分では思っていました。

費用はかなり安く上げられたし、私が通っていたワインバーのお客たちが、私の店にまでもよく足を運んでくれたので、経営は最初から比較的順調でした。

私は病気のことなど、ましてやがんのことなど、まったく考えていなかったのです。

いつのまにかたまっていたストレス

でも、私の心と体は自分ではそれと気づかないうちに、少しずつむしばまれていたのでした。店を始めたときはいくら遅くても夜中の1時までには店を閉めようと思っていました。

でも、すぐにそんなふうにはいかなくなりました。12時過ぎに入って来たお客さんに、「さあ、1時ですからもう終わりです」とは言えません。

客が入らなければ、焦ってもっとストレスがたまります。そのうち夜中の2時3時まで開けているという感じになってしまいました。

今思い出しても、お客さんたちとの関係それ自体ではそれほどストレスになったということはなかったように思えます。

それどころか、お客さんとの様々なやりとりはほとんどが楽しい経験でした。ただ、商売というものが必然的にもつジレンマにハマっていってしまったのです。

がんという不思議なものとの出会い

いつになくしつこい便秘が始まったのは、ワインバーを始めて3年近くが経った頃でした。もちろん最初はまったく気になりませんでした。

でも、1週間、10日と経っても、便秘はなかなか良くなりません。よく飲む胃腸薬やお客さんから勧められた下剤を飲んでみても、少しは通じがありますが、すっきりはしません。

近所のクリニックに行って診てもらいましたが、腸閉そくは見られないから便秘だろうということで、薬をもらっただけで帰って来ました。

そのうちげっぷが始まりました。だいぶ胃腸が悪いのだろうということで、少し遠くの大病院まで足を運んでみました。

内科のお医者さんの問診を受けたあと、翌週、精密検査をやるというスケジュールを組んで帰って来ました。便秘が始まって、もう1か月以上が過ぎていました。

そのとき、私はまだがんという病気は一切考えてもいませんでした。でも、それから数か月したあとに知ったことですが、ワインバーのお客さんの1人は、このときすでに、私のがんを疑っていたのです。

『父ががんと診察される前、マスターと同じように、よくげっぷをしていたんで、ちょっと心配になっていたんですよ』と、私が退院して2、3か月した頃、街で偶然に会うと、そのお客さんは言ったのです。

緊急入院したときのことはよく覚えています。冬の寒い夜のことでした。いつものようにバーで仕事していると、いつになくお腹が重い感じがし、同時に強い疲労感があり、11時過ぎ頃、お客さんに『なんかすごく調子が悪いから、すまないけど今日は早めに終わらせてもらう』と言って店を閉めました。

すぐに家に帰ると、ベッドに入りました。とても眠かったのです。

夜中の何時頃か、吐き気がして、目を覚ましました。そのまま、トイレに行き、激しく何度も嘔吐しました。

これはただごとじゃないということで、妻に救急車を呼んでもらいました。救急車に乗ると、昼間行った病院を告げ、その病院に電話すると、すぐに受け入れてくれました。

病院では、当直の医者や看護師に病状を説明し、CTなど撮ってもらいました。そのあと、私はベッドに寝かされ、寝入ったようでした。

気がつくと、背の高い、きれいな女医さんがCT画像を見ながら妻に話しかけていました。『がんです。緊急入院してもらいます』と、女医さんは妻だけでなく、私のほうにも目を向け言っていました。

そのとき、私が最初に考えたことは、『人生って、本当に一瞬先は闇だな』ということ、それに、ワインバーのことを考えたのでしょう、『人生って、体が資本だな』という月並みなことでした。

そのときは、がんが怖いとか、自分が死ぬかもしれないとか、ましてや、死ぬのはいやだとか、そんなことはなにも考えませんでした。ただ、自分にはどうしようもない運命のようなものに、自分が巻き込まれているのだと思えました。

大腸がんの手術

入院すると、1日おいて、まず詰まった腸に穴をあけ、人工肛門を作る手術がされました。『大腸がんの手術がされれば、この穴はふさがれます』と美しい女医さんは言っていました。

私はすぐにでもがんの手術がされるものと思っていました。でも、それから約1か月、私はお腹にあけられた人工肛門と、その穴の先につけられたプラスチックの管と袋の世話になったのです。

正確にはわかりませんでしたが、女医さんが言うには『当初考えたより、問題がありそうなんです』ということでした。

『この人工肛門はふさがれるんですよね』と私が聞くと、最初は『ハイ、大丈夫ですよ』と言っていたのが、そのうち『ハイ、そうできるように努力します』というように変わってきたのが気になっていました。人工肛門は予想していた以上に不快で、不便なものだったからです。

こう書くと、私が不安な気持ちで一杯になっていたように思う人もいるかもしれませんが、私にはほとんどと言ってもいいほど不安感はありませんでした。

妻は『はたしてこの病院でいいんだろうか。もっと優秀な医者がいる病院を探したほうがいいんじゃないかしら』などと、ときどき言っていましたが、私は『この病院はがんの治療も良くやっているようだし、一見したところ、先生たちもまともなお医者さんのようだし』などと、まったく科学的でない考えで、『ここでいいよ』と言っていました。

もし、このがんがもとで死ぬことになるんだったら、それも運命のようなものだろう。いくら日本人の寿命が延びたといっても、誰もが85歳まで生きられるわけじゃなく、65歳で死ぬ人もまたいるんだから、と考えていました。考えただけでなく、実際、妻にも口に出してそう言っていました。

まあ、かなり達観していたと言えるかもしれません。きれいな女医さんはいつも明るく、はきはきしていて、なんでも正直に話してくれているような感じだったのも、私に安心感を与えていたのだと思います。

私はほとんど不安などない状態で、手術までの1か月近くを、主に読書をして過ごしました。それまで読むことのなかった山本周五郎の小説を妻に買ってきてもらって読んでいました。ワインバーの客の中に山本周五郎が好きで、よく彼の作品の話をしていたからです。

手術の日、朝早く手術室に入ると、担当の女医さんが元気良く迎えてくれ、マスクを外して『おはよう、私よ』と笑顔を向けてくれました。まるで、人のお腹を切るのが楽しくてしょうがないというような様子でした。

それから手術用のベッドに仰向け（あおむ）に寝たままでは覚えていますが、私はすぐに深く寝入ったようです。手術は7時間近くもかかったようです。気がつくと、もう外は夕方の色になっていました。

「がんのことは忘れてください」

確か2日ほどして、『大腸のほうのがん細胞は全部除去できたけれど、リンパのほうにがん細胞が残ってしまった』と女医さんから聞かされました。それで、抗がん剤治療というものもやるということでした。

それから1か月ほど病院で過ごしたのですが、どんなふうに過ごしたのか、よく覚えていません。友人がみんな本を持ってきてくれて、本ばかり読んでいたような気がします。

退院する2週間ほど前から、スニーカーをはいて病院内を一生懸命歩き始めました。外出が許された日からは、毎日病院を出て、そこいらじゅうを一生懸命歩きました。

退院する日、女医さんは私のベッドまで来て、おもしろいことを言いました。

『がんのことは私たち医者が考えますから、ご自分は一切考えなくていいですよ。がんのことは忘れて、できるだけ気持ちを楽にしていてください。実際、患者さんの気持ち次第で、医学では考えられないようなことがよく起きていますから』とにっこり笑って言ったのです。

私は、この先生の言葉を肝（きも）に銘（めい）じようと思いました。

メディテーションとの出会い

退院した翌日、ベッドでうつらうつらしていると、大地が大きく揺れました。これはもう一巻の終わりだと思いながら、飛び起きました。でも、揺れが収まったあと、カーテンを開けて外を見ても、マンション1つ、家1軒倒れてはいませんでした。あの3・11（東日本大震災）だったのです。

私は毎日外へ出て、できるだけ歩き、できるだけ人に会いました。驚いたことに、私ががんになり、抗がん剤を飲んでいると知ると、知り合いでもない多くの人が近づいて来ました。みなさん親切に、がん治療の様々な方法を教えてくれようとするのです。漢方を勧める人もいれば、サプリを勧める人もいれば、祈祷（きとう）のようなものを勧める人もいました。

私はそんな誘いにはどれにも乗ってはいきませんでしたが、ある宗教団体の誘いにはちょっとした興味をもちました。その宗教団体はメディテーション（瞑想）を活動の大きな柱にしていたからです。

彼らの戦略なのでしょうが、最初は彼らの宗教の教義にはほとんど触れずに、メディテーションの効用についてだけ語り、私が興味を見せると、彼らの集会場のような所に私を連れて行き、そこでみんなとメディテーションをすることになりました。

みんな座禅（ざぜん）を組んだ形で、あるいは正座をして、1人の女性の声に合わせて、目を閉じ、息を吸ったり吐いたりし始めました。私は初心者だということで、椅子（いす）に座って、同じことをやりました。

メディテーションとは確かに気持ちの良いものです。目を閉じ、呼吸を安定させて、しっかりと座っていると、ふだん考えないことを自然に考えるようになるし、そんな考えに包まれながら、心は妙に落ち着いてくるのです。

公園の清掃で自己変革が始まる

私はその宗教団体のメディテーションに何度も通いました。そのうち、その宗教団体の1人からボランティアに誘われました。毎朝、公園の落ち葉の掃除(そうじ)をするというもので、区の仕事ということで、ちょっとしたお金も出るということでした。

私はすぐにその仕事を引き受け、週に4，5回、朝1時間半から2時間ほど、近くの公園の落ち葉の掃除をすることになりました。早朝の空気を吸って、規則的に箒(ほうき)を動かしていると、なぜか、まず自分自身との対話が起きてきました。

そんな自分との対話を通じて、いろいろふだん考えないことが頭に浮かんでは消えていきます。そんなメディテーションのようなことをやっていると、自分ががんになるまでずっといかに数字的結果を出すか、そんなことばかりにとらわれていたことがわかりました。

予備校では、なんと言っても、生徒をいかにして有名大学にたくさん入れるかということが至上の命題でしたし、ワインバーも、楽しんでやろうとは思っても、商売をやっている以上、やはりどうやって客を増やし、売り上げを伸ばすかということが最重要課題になってしまいます。

私は公園の掃除という、単純作業を毎朝行なうことによって、初めてそんな数字のことやお金のことを離れて、現実生活とはあまり関係ないことを考えることができるようになったのです。

また、公園の木々やその葉っぱや草などに毎日関わることによって、たぶん生まれて初めて、様々な自然の営みや季節の移り変わりに注意深く目を止めることになりました。

公園で毎朝掃除をするという作業は、集会場でやっていたメディテーションよりもずっと幅広く、深い効果があったのです。私は、わずかですが、お金をもらって、毎朝、公園の清掃をやり、少しずつ自己変革を始めたのでした。

抗がん剤服用の苦しみが消えた

実際に、自己変革なのかどうかはわかりませんが、公園で毎朝掃除を始めてしばらくした頃、私は反原発の運動に加わりました。冬の寒い風が吹きつける中、集会に行ったり、デモ行進をしたり、署名活動をしたり、そんなことをし始めたのです。

まったくノンポリ（政治活動に関心がない）だった私は、それまでデモというものに参加したことはないし、署名活動などしたこともなかったのです。

予備校で英語を教えている頃には、自分がデモに参加してなにかシュプレヒコール（参加者が唱和する）を叫んでいるなんて考えられもしませんでした。でも、私はなんの抵抗もなく、気負いもなく、映画でも観に行くような軽い気持ちで反原発運動に足を踏み入れました。

運動の中でいろいろな人とも知り合いました。新しい人と知り合い、新しいことをやっていると、がんのことはまったくと言っていいほど、考えなくなります。人間の脳は、1つのことしか考えたり悩んだりできないようになっているとよく聞きますが、確かにそうなのかもしれません。

でも、私が新しい経験を重ねているときも、私の周りでは何人もの人ががんで亡くなっていました。私の姪の夫が肺がんで亡くなり、ワインバーの常連だった男が肝臓がんで、もう1人の女性は手術後4年以上過ぎたあと、やはり肝臓がんで亡くなりました。

私も抗がん剤の服用で、苦しみました。半年ほど経ったとき、一層強い抗がん剤を飲むように言われました。ところが、その強い抗がん剤を飲み始めて2か月が過ぎた頃から、体の苦しみはまったくなくなりました。薬の副作用はまったくと言っていいほど、消えてしまったのです。

その頃はまだ毎月病院に通っていたのですが、お医者さんは私の話を聞いて、血液検査やＣＴ（コンピュータ断層撮影）など様々なデータを見て、何度か不思議そうなことを言っていました。「運良く、とても薬が合っていたんですね」というのが結論でした。

まもなく、抗がん剤の服用も止めました。がんの手術をしてから、もう6年近くが経ちますが、幸いにしてがんの再発も転移も見られないようです。

この間、私は自分でもがんのことは考えないようにしていました。手術をしてくれた美人の女医さんの『がんのことは忘れてください』という忠告をしっかり守っていたのです。『病は忘れることによって治る』は本当だなと思っています。

だから、私は、がんに関する本も読まないようにしていたし、テレビでもがん治療の最前線などという番組は見たこともありません（そんな番組をやっていると、友人がわざわざ知らせてくることはありましたが）。

妻はいろいろ気にしていたようですが、私は食べ物にも特別に注意を払ったということもありません。がん治療のためや、健康のために、なにか特別なことをやったということもありません。ただ、いつもそれまでにしたことのないことをやってみようという気持ちだけはあったように思えます。

子ども相手に無料塾の開設

現在、昔高校で数学の先生をやっていた友人と、貧しくて塾などに行けない子どもたちのために無料で英語、数学、それに国語や、その他なんでも教えてやるという、ちょっとした教室のようなものを開いて、すでに近所の子どもを集めて、教え始めています。

場所は、その友人の家の離れを使っているのですが、いずれは手狭（てぜま）になるだろうし、光熱費や教材の費用はどうするのか、私たちが病気になったらどうするのかなど、今後のことを考えると、いろいろ問題も起きてきそうですが、まあ、とりあえずはむずかしいことは考えずに、できることだけやっていこうと、2人ともノーテンキに考えています。

がんになったことで、確かに私の人生観は変わり、少しだけかもしれませんが、自由になったのは事実だと思います。野本先生の講演を聴き、野本先生が推奨するサイモントン療法について伺ったとき、私の小さな経験も、野本先生が主張していることと重なるような気もしたので、参考のために筆をとらせてもらいました」

（S・A　男性　71歳　東京在住）

がんとの出会いが人生を変える

病気ほど大きな出会いはない

気づいている人は意外に少ないかもしれませんが、私たちの人生は、日々積み重ねている出会いによって、決められているのかもしれません。

人との出会い、これはとても重要です。私たちは毎日いろいろな人たちと出会います。私たちは、自分ではそうと気づかないうちに何気なく出会った人たちから大きな影響を受け、その影響のもとに人生を選び取って生きているのかもしれません。

出会いというと、なんとなく人との出会いばかりを考えがちですが、モノとの出会い、なにかイベントとの出会い、絵や音楽やスポーツなどとの出会い、自然との出会いもまた、私たちの人生に大きな影響を与えることがあります。

本との出会いもまた、人生に大きな影響を与えることがよくあるようです。実は私もある本との偶然の出会いによって、人生に大きな影響を受けた人間の１人なのです。

この様々な出会いの中では、病気との出会いもまた重要な出会いの1つです。いいえ、この病気との出会いこそ、私たちの人生の中で、一番大きな出会いかもしれません。確かに、病気との出会いほど、私たちのその後の人生に重大な影響を与えるものはないように思えます。

病気の警告に謙虚な私たち

「病気は私たちになにかの警告を発している。だから、なにかの病気になったら、まず謙虚にその病気を見つめ、その病気が私たちになにを告げようとしているのか探り、病気が発する言葉に謙虚に耳を傾けなければならない」

こんなことを聞くと、違和感を感じる人はけっこう多いかもしれない。

「病気に対してそんなに平和的にならないで、病気になったら、ただ薬でも飲んで、その迷惑な病気というものを追い出してしまえばいいんじゃないの」

などと考える人も多いかもしれない。

でも、病気に対して、こんなふうに敵対的な人は、実際は多くないでしょう。私たちの大部分はいざ自分が病気になると、その病気に対しては意外に謙虚な姿勢を取っているのではないですか。

たとえば、風邪を引いて、熱が出たときなど、あなたはどうしますか。風邪薬を飲むかもしれないけど、無理しないで、いつもより早く寝ようとするのではないですか。

あなたは「ここのところ仕事が忙しくて、疲れがたまったのかな。まず、ゆっくり休んで、よく寝て、体の疲れをとって、同時にちゃんと栄養をとって、体力が戻るようにしなければ」などと、考えるはずです。

あなたは自分に降りかかった風邪という病気に対して、意外に謙虚な姿勢を取り、素直に自分がなぜ風邪を引いたのかを考え、その原因を探り、その結果、最近の自分の生活を反省して、一時的に自分の生活を変えようとするのです。

また、下痢気味の日が続いたときなど、あなたは「この暑さだから、このところ、ビールとか冷たいものを飲み過ぎているもんな。酒を飲むときも、しばらくはお湯割りでも飲むことにしようか」などと考えて、アイスコーヒーの代わりにホットコーヒーを飲み、冷えたビールの代わりに、焼酎のお湯割りなんか飲もうとするのではないですか。

あなたは下痢気味という、体の不調に対して、意外に素直にその原因を探り、謙虚に最近の自分の生活を反省し、一時的にであっても、自分の生活を改めようとするのです。

風邪や下痢だけでなく、その他のすべての病気に対しても、たとえばうつ病のような判断のむずかしい病気に対しても、私たちは基本的には同じ態度を取っています。

その態度とは、「病気は私たちになにか警告を発しているのだ」、「病気は私たちの生活のあり方に対して、なにかを伝えようとしているのだ」と考え、この警告や伝えようとしていることに謙虚に耳を傾け、少しでも自分の生活や生き方を改めてみようという態度です。そして、実際に、ある程度は改めてもいるのです。

ある女性は、腰骨の一部に亀裂が入り、病院で骨粗しょう症と診断されました。そこで、その後の治療としてカルシウムを多く摂取するだけでなく、タンパク質も多くとること、それに、よく歩くように心がけていました。骨そのものを強くするだけでなく、筋肉も鍛えることを目指していたのです。

「骨に亀裂が入ったのは、骨への栄養が不足していただけでなく、筋肉が弱くなってもいたからだって言われたからです。あの骨に亀裂が入ったあと、それまであまり食べなかった乳製品や肉類をよく食べるようにしました。それから、足腰の運動をちゃんとすることを心がけています。すぐにクルマには乗らずに、短い距離だったら、できるだけ歩くことにして、この頃はプールに行って、水中歩行もしていま す。今では、腰の痛みもなくなって、なにか前より健康になったような気がします ね」

と、その女性は笑いながら話しています。

腰骨の亀裂が発した警告、またその亀裂が伝えようとしていることに彼女は素直に耳を傾け、それまで長く続けてきた生活習慣まで変えたのです。

がんとの出会い

では、がんという病気は私たちになんの警告を発して、なにを伝えようとしているのでしょうか。この複雑で不可解な病気が私たちになにを警告し、なにを伝えようとしているのか、それを探るのが本書の目的です。

冒頭の第1の手紙を書いてくださったA・Yさんが、がんになって気づいたことは、自分の身体と向き合うこと、他人とは感謝の気持ちで理解し合うことの大切さでした。

このような謙虚な気持ちをもてたからこそ、自分は末期がんから生還できたんだとA・Yさんは悟ったのです。

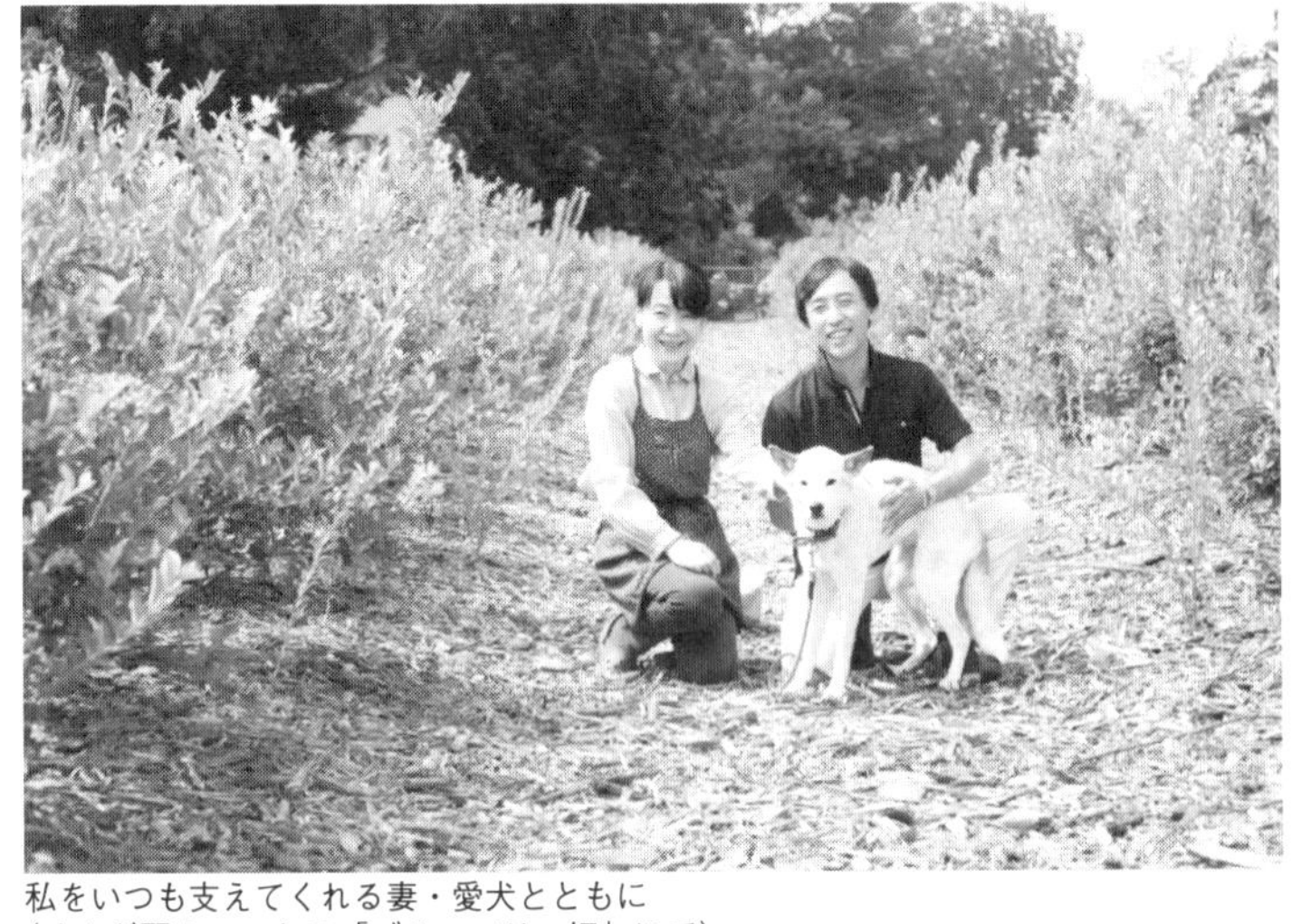
私をいつも支えてくれる妻・愛犬とともに
（くぬぎ野ふぁーむの「ブルーベリー畑」にて）

Ａ・Ｙさんは今、高額な先端医療より、もっと精神的なものを重視してて、素朴（そぼく）な医療のほうが、医療としても効果が高いのでないだろうかと考えています。

私は、がんがＡ・Ｙさんを精神的な世界へと導いてくれたのだと思います。

第2の手紙を書いてくださったＳ・Ａさんの場合はもっとずっと単純です。Ｓ・Ａさんはがんになることによって、なによりも自由を得たのだと思います。

仕事をしていくということは、いくら好きな仕事でも、いつも結果を得なければなりません。そして、結果というものはいつも目に見える物質的なものでなければなりません。Ｓ・Ａさんは、ずっとこのような目に見える結果を追求して生きてきました。

ところが、がんになったとき、S・Aさんはこの呪縛（じゅばく）から解放されたのです。この解放の始まりは、S・Aさんが自分の命や病気を1つの運命の流れと感じて、その流れに任せようと思ったときからではないかと思います。

あとで詳しく書きますが、サイモントン療法でも、がんの治療にはある種の運命に身を任せるような気持ちが重要だとも言われています。

S・Aさんの気持ちは、退院したあとも、がん治療よりもメディテーションや公園の掃除などという適度な運動の習慣に向かわせました。

それから、S・Aさんはそれまでしたこともない反原発運動に参加したり、無料で子どもに英語などを教えることを始めたりと、がん治療とはまったく関係のない行動へと入っていきました。

偶然といえるかどうかわかりませんが、S・Aさんの取ったこの選択は、がんの治療には最適だったのです（サイモントン療法では、そう考えます）。

私の人生の転機はこうして訪れた

私の人生を変えたある本との出会い

2004年の冬のことでした。私はその頃、家族と離れて、北千住の駅近くのマンションに1人で暮らしていました。藤沢薬品という薬品メーカーで、糖尿病の新薬の開発にプロジェクトリーダーとして関わっていたからです。

東京と大阪両方の開発部でそれぞれ20人以上の部下を指導しながら全国100施設以上の病院で臨床試験を統括するという、多忙で責任重大な仕事を任されていました。東京と大阪の仕事場と、家族の住む茨城の家とを、効率良く行き来できるようにと、北千住のマンションに、いわゆる単身赴任をしていたのです。

仕事を終えると、街中で1人食事したあと、マンションの前にあるビルの1階のツタヤと2階のブックオフに寄って行くのが日課でした。

その夜はとても寒かったのを覚えています。寒いし、もうかなり遅い時間だったのに、2階のブックオフは混んでいました。私はなにか経済に関する評論本でもないかと、一般書のコーナーを歩いていました。

そのとき、私はそんなほうには目もやっていないのに、突然、遠くの医学書の棚の中の背表紙がクリーム色の1冊の本に目が止まったのです。

私は立ち読みをしている男の肩にぶつかりながら、医学書コーナーへまっすぐに向かい、私の目を惹きつけた、その本に手を伸ばしました。

私の人生を大きく変えた1冊の本とは、このように、まさに日常生活の何気ない時間の何気ない行動の中で出会ったのです。

ただ、そのとき私はずっと一般書のコーナーの書棚に目を向けていたはずなのに、突然、医学書の棚にある1冊の本が目に入ったというのが、不思議といえば不思議なことでした。

私はその本を手に取って、目次やら、本文やらを、ざっと拾い読みしてみました。4、5分経ったときでしょうか、私は自分の手の中にある1冊の本が、自分になにか重大な影響を与えるかもしれないと、もうすでに感じ始めていたのを覚えています。

でも、まさか自分の人生を百八十度変えることになるとは、微塵たりとも感じていませんでした。1冊のたんなる本との出会いが、その人の人生を根本から変えてしまうなんてことが、本当にあるのだろうかと、考えている人も多いと思います。

でも、実際、ときどきこういうこともあるのです。

「生きる意志ががんを癒す」

私の人生を大きく変えることになった1冊の本とはどんな本だったのでしょうか。

タイトルは『がんのセルフヒーリング……生きる意志ががんを癒す……』です。1993年12月20日初版で、著者はハーモイオニ・エリオットという女性です。訳者は林サダオさんです。

エリオットさんは1950年にイギリスで生まれ、ロンドンで正看護師の資格を取得したあと、オーストラリアに渡って6年間看護師として勤務しましたが、その6年の間に漢方やホメオパシー（同種療法）などの伝統的な医療に興味をもち、それから多くの治療法を学ぶことに打ち込みます。

医療の専門家として、また1人の人間として、成長していくにつれ、人間の健康と医学に関する理解が深まっていくわけですが、エリオットさんはとくに病気になる過程や病気が癒える過程で、心と感情と魂が計り知れない影響を与えていることに気づかされていったのです。

1988年、エリオットさんは初めて日本に来ています。その後、4年間日本に滞在し、日本各地でがんのホリスティックセラピーなどに関する講演を行なっています。現在、イギリスに帰国後、ロンドンを拠点にして、がん患者への治療を行ないながら、日英間を行き来して、日本でも講演活動を続けています。なお、エリオットさんは英国ホリスティック看護師協会の設立メンバーの1人です。

この『がんのセルフヒーリング……生きる意志ががんを癒す……』の内容は、

序章　セルフヒーリングへの道
一章　がんとホリスティック医学
二章　セルフヒーリング
三章　心とからだのかかわり
四章　心とからだを育む
五章　生命エネルギーの活性化
六章　生きる意志
七章　セルフヘルプへの第一歩
八章　個人的な体験

です。

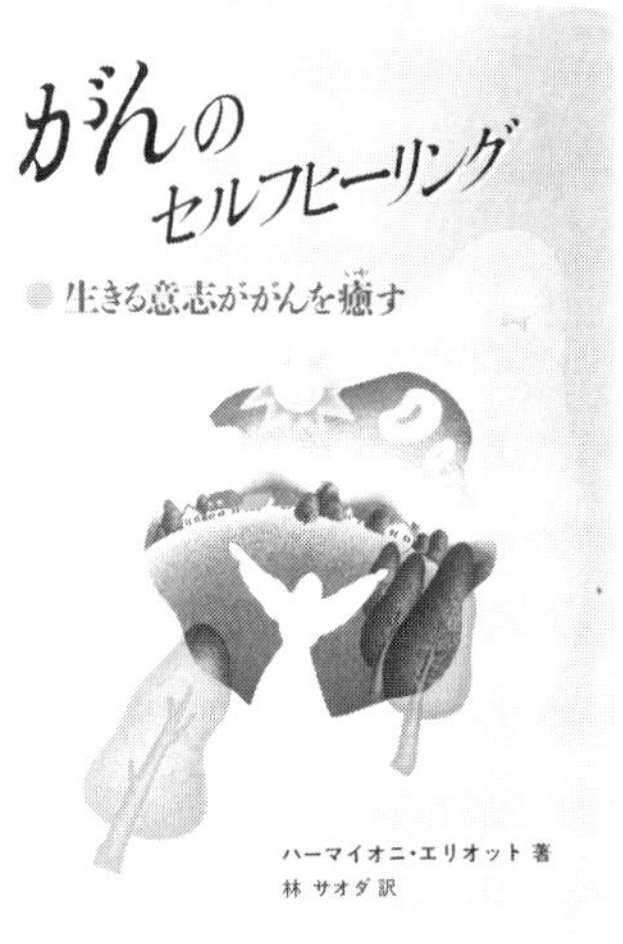

私がいまだに大事にしている本『がんのセルフヒーリング』

なお、三章でがんのイメージ療法について書かれていて、そこでサイモントン療法について触れられています。

がんという病気、また、がんの治療を、精神的な方面から取り扱っているこの本は、私にとって、まさに衝撃的だったのです。

同時に、私の心の中に長い間巣食っていた、悩みのようなもの、疑問のようなもの、そんな灰色のしこりのようなものに、さっと光を投げかけたようにも思えました。

ずっと医学の片隅で暮らしていた私にとって、この『がんのセルフヒーリング……生きる意志ががんを癒す……』がなぜそれほど衝撃的で、また心の灰色の部分に光を投げかけてくれたのでしょうか。

私自身奇妙な気がしないでもないのですが、この奇妙な現象を説明するには私の医療従事者としての仕事と研究活動を振り返ってみる必要があります。

神様のいたずら？

私は大学で薬学を学びましたが、実は、医学部に行きたかったのです。名誉なことではありませんが、医学部に入学するには試験の成績が充分ではなかったのです。

医学部に行けなかった自分の不運を嘆くようなこともありました。そんな気持ちもあって、大学院では医学も勉強したのですが、あるときから、薬学を学んだことが正解だったと思うようになりました。

神様の粋(いき)なはからいで、または神様のちょっとしたいたずらで、自分は医学部でなく、薬学部に行ったのだと思うことさえあります。薬学というものは、医学よりもずっと純粋に科学的な分野です。とくに新薬の研究や開発となると、まさに科学の世界です。

科学というものは、すべてを物質に置き換えてみる考え方の上に成り立っています。たとえば新薬の研究、開発は、人間の病気の原因を特定の物質の変化としてとらえ、その変化を止めることができる物質を何万種類という物質の中から選び抜いていく作業です。

それだけではありません。その選び抜いた物質が実際に病気の原因である変化を止める効果があるかどうか、実証的に確かめるという作業も当然、絶対的な必要事項です。

私はこの、科学的、物質的世界の中で、成功していました。ある大手の製薬会社で、研究者として、認められ、実績を上げ、同期入社の中でも誰よりも早く主任、課長へ昇進したいわゆる「出世頭」でした。

その会社で22年間働いた頃には、会社の将来を担う大型新薬プロジェクトのリーダーとして、東京と大阪にそれぞれ２０人以上、計４０人を超える部下を統率、指導する立場にいました。

私は研究者としてだけでなく、会社という組織の中で働くサラリーマンとしても成功していたことになります。要するに、私は現代という科学的、物質的世界の中で、有能な人間として生きていたわけです。

なぜこんなことまでわざわざ書くのかというと、私は現代という物質的な世界で成功していたからこそ、それと引き換えにないがしろにしてきたものがあるということを言いたいがためなのです。

科学・医学の信奉者だった私

科学的、物質的考え方が現代という世界をつくり、世界を豊かにし、発展させてきたことはまぎれもない事実だと思います。この考え方の下に、私たちの世界は成り立っているのではないでしょうか。

科学的、物質的な考え方が生まれていなかったら、今私たちが生きている世界はありえないでしょう。私たちの日常生活、教育、医療、経済活動、その他すべてが、この考え方の上に展開されているのだと思います。

その上、重要なことなのですが、この科学的、物質的考え方は、私たち人類にたくさんの良いことをしてくれているのではないでしょうか。

医学を例にとってみても、これは明らかでしょう。科学というものが起きると、病気の原因というものを、物質的に追及するようになりました。それまでは、なにか悪霊（あくりょう）だとか、神様だとか、そんなものの怒りといったものに、病気の原因を求めていたりしていたのが、病気の原因を物質に求めるようになったのです。

誰でもご存知の、わかりやすい例が、細菌だとかウィルスの発見です。そして、そのうちにこれらの細菌やウィルスをピンポイントで退治する薬が発明されました。その結果、昔は恐ろしいものであった伝染病がそれ以後はそれほど恐ろしいものではなくなりました。また、不治の病と言われていたものの多くが、不治の病ではなくなりました。

この医学の発展の結果、もちろん、生活環境の改善などほかの要素もありますが、私たちの寿命は大幅に延びているのです。要するに、医学を含め、科学的、物質主義的な考え方は、うまく機能しているのです。

そして、私は、現在の世界の大部分の人と同じように、科学を信じていました。いいえ、私の科学を信じる気持ちは大部分の人以上だったかもしれません。それだからこそ、私は薬学という分野で、人並み以上に成功していたのだと思います。

現状に疑いを抱きながらも研究に没頭

でも、私の心のどこかには、この科学的、物質主義的な考え方だけでいいんだろうか、それだけでは充分ではないんじゃないだろうか、という思いもありました。もっと精神的なものへの憧れというか、思いというか、そんなものを抱いていました。

実は、これも現代に生きる大部分の人たちと同じだろうと思います。誰しも、この科学的、物質論的な考え方に基づいたやり方だけで、今の世界が充分にうまくいっているとは思っていないでしょう。

実際、大部分の人はもっと精神的なものを求めて、芸術や宗教に興味をもったり、子どもの教育にもどこか精神的なものを求めたりしているような気がします。

でも、魂の救済、心の安らぎを追い求めるはずの宗教団体だって、信者の会員数を増やすことや、少しでも多くの寄付金を集めるという物質的なことにいそしんでいるようにしか見えないし、子どもの教育も、もっと精神的ななにかがあるはずなのに、結局はいい高校、いい大学へ入るための、いわゆる偏差値競争のための教育になってしまっているのではないでしょうか。

また、日々の仕事という世界の中でも、時には、「こんな物質論的な価値観だけでなく、もっと精神的な価値観をも求めるべきだよな」などと考えることもあるでしょうが、実際、大部分の人が日々たずさわっている仕事という世界では、結局、すべては究極的な物質論である、利益の数字的追究というものに終わってしまっているはずです。

私も、このような大部分の人たちと同じように、ときどき科学的、物質論的考え方や価値観に疑いを抱きながらも、新薬の研究、開発に没頭していたのです。

母のがんの苦しみに接しても、私は医学を信じていた

実は、私には科学的、物質論的考え方に疑いを抱くようになったのには、ほかの理由もありました。母が41歳で乳がんを患い、乳房全摘手術を受けていたのです。

その頃、私はまだ10代の少年でしたが、母がときどき不安そうにがんの話をしたり、将来について話すときも、どこか不安そうであったのを覚えています。がんの

ために、手術のために、乳房がなくなっているのを、寂しそうに話すのも聞いていました。

また、この手術のときの輸血が原因で、C型肝炎ウィルスに感染してしまいました。このときから、母も、私を含めて、家族全体も、がんの再発、転移、それに肝硬変発症の恐怖に怯(おび)えながら生きていました。

でも、この当時は、私はまだ科学や、現代医学に対して、疑いを抱くようなことはまったくありませんでした。疑いを抱くどころか、科学を全面的に信じ、医学に憧(あこが)れを抱いてさえいたのです。だからこそ、私は医学部に入り、将来はお医者さんになろうと強く望んでいたのです。

希望が叶(かな)えられずに、薬学部に進んだあとも、私の科学や現代西洋医学への信頼はゆるぎませんでした。母のがん再発への恐怖に怯える姿を見ていても、私の科学への信頼は後退するどころか、一層強いものになっていきました。

私は薬学が進歩すれば、必ず薬の力であらゆる病気を治せるようになる、もちろん、がんだって薬で治せる時代が来るはずだと、信じていたのです。科学を信じるという、この強い気持ちがなかったら、薬の研究に十分に身が入らず、私は薬の研究者として成功することができなかったと思います。

今でもがんの3大療法が常識の日本

がんの治療について言えば、現代の西洋医学では、3大療法が一般的です。医師はもちろんのこと、患者さんさえも、それが当たり前と思っています。3大療法というのは、「手術」と「抗がん剤」と「放射線治療」で、がんを治すということです。

もし手術や抗がん剤や放射線治療だけで、がんが治るのであれば、この3大療法にはなんの問題もないでしょう。でも、実際の医療を見ると、この3大療法だけでは、がんが治らないことが多いのです。がんを治せないばかりでなく、強い副作用があったり、免疫力を下げてしまうこともあって、患者さんの病状を逆に悪化させてしまうことが少なくないのです。

現代の西洋医学では、この3大療法が一般的だと書きましたが、なぜか日本では、とくにこの3大療法が好まれているのです。その結果、日本の医学はこれだけ進歩しているのに、がんの死亡率は他国より高いという状況になってしまっています。

こういう私自身、大学に通っていたときも、製薬会社で新薬の研究や開発にたずさわっていたときも、長い間、このようながんの3大療法を常識的な療法として見ていました。少なくとも、積極的に疑ったりはしていませんでした。

母ががんの再発や転移に対して、不安と恐怖をもって生きているのをまじかで見ていたにもかかわらず、３大療法に対して強い疑念はもたなかったのです。

ただ、母が不安や恐怖をもっているのを感じると、私自身も、つかみどころのない不安や恐怖を感じて、がんの３大療法そのものに、不安を感じることはたびたびありました。

この不安が３大療法への強い疑いに変わるまでは、まだまだ時間がかかったのです。がん治療に関して、私はときどき不安と疑いの目を抱きながらも、そんな気持ちはまったくないふりをして、新薬の研究や開発という仕事に没頭していたのです。

がん治療に関しての、私のこのような受け止め方、感性、考え方などは、日本の社会ではごく一般的なものだったと思います。

変化は本家アメリカからやって来た

この３大療法は、ものをすべて表面的な物質の変化の中にのみ見ようとする、西洋科学の１つの分野である西洋医学の結果の表われだと思われます。確かに、西洋医学はもろもろの病気というものを、個別的なものと見て、私たち人間の心身全体の総合的な動きや変化の結果としては見ようとしないところがあります。

要するに、西洋医学は精神的なもの、心の存在を忘れてしまう傾向があると言ってもいいのです。

ところが、皮肉なことに、がんに対するこの3大療法への疑いは、西洋医学の総本山と思われるアメリカから生じてきたのです。それも、もう40年も前からなのです。

1977年、アメリカ上院の特別委員会は『マクガバン・レポート』と呼ばれる報告書を発表しました。この報告書には、がんや心臓病などの慢性病は肉食中心の誤った食生活がもたらす食原病で、がんを治療するには生活習慣や食事を改善することが重要で、薬だけではがんは治らないと明記されていたのです。

この頃から、アメリカでは政府も含めて、がんの予防や治療に、『補完代替医療』(以下『代替医療』と略します)を積極的に取り入れていくことになります。

代替医療というのは、3大療法に代表される西洋医学以外の医学や医療全般のことです。

この代替医療は、よく誤解されていますが、西洋医学とぶつかり合うのでものではなく、むしろ、病気の細部のみを見て、その悪い所だけを矯正しようとする西洋医学の足りないところを補完しようとするものであって、代替医療の目的の大きなものは、自然治癒力を高めることだと言っていいでしょう。

西欧医学と、この代替医療のいいところを補完し合って、患者さん中心の「統合医療」を行なっていこうというのが、それ以後の世界の医療の流れになっているのです。

日本は3大療法に固執……その結果

ひるがえって日本に目を転じてみると、1970年代から今日まで、日本では抗がん剤でがんを治すということにしか目が向けられていないのです。日本の医学界はなぜか手術、抗がん剤、放射線の3大療法にずっと固執しているのです。

私たち日本人は、アメリカ人などとくらべると科学的物質主義オンリーではなく、科学や医学に対してもっとゆるく考えていて、アメリカ人などよりも自然治癒力といった精神的な要素が入った治療法に興味があるような気がしています。

ところが、がん治療だけを見ると、私たちのこの印象はまったく的外れであることがわかります（うつなどの精神疾患に対しても、アメリカとくらべると日本の精神科医はカウンセリングなどより、患者さんに薬を与えることによって治療しているようなので、この薬に頼る治療法は日本ではまだまだ強い）。

この日本医学界の傾向は私にはなにか不思議なものに思えます。日本にはもともと『病は気から』といったことわざがある通り、日本人は病気というものをもっともっと精神的なもの、あるいは気持ちの問題としてとらえていて、その気持ちに影響を与える人間関係や生活環境といったものをとても重要視していたような気がするからです。

もちろん、この日本のがん医療の３大療法重視の結果、日本でのがんの罹患率（りかんりつ）、死亡率が、たとえばアメリカとくらべてずっと低いということであれば、なんの問題もありません。

恐ろしいことに、事実は反対なのです。アメリカのがん罹患率と死亡率は１９９０年代を境に、急速に下がってきているのに反して、日本でのがんの罹患率と死亡率は、１９６０年代頃から一貫して上がっていて、この十数年はその上昇カーブが急になってさえいるのです。

「自然治癒力」は魔法の言葉

振り返ってみれば、１９７７年にアメリカ政府が代替医療ということを言いだしたのは新しい時代の幕開けだったのです。

現代医学以外の医療（たとえば漢方や鍼灸やホメオパシーなど）を代替医療といいますが、これらの医療の目的は自然治癒力の向上です。

自然治癒力というのは、私たちの身体には、運悪く病気になったりけがをしても、もともとその病気やけがを治す力がそなわっているはずであり、その自然にそなわっているはずのパワーのことです。

この自然治癒力のことは、実際、誰でも知っていたはずです。私たちは、たとえば風邪を引いたときも、「食べるものを食べて、よく眠れば治っちゃうよ」と言ったものでした。また、ちょっとくらいの切り傷は、なめて唾をつけたりするだけで、ほっておいたものでした。

もし、この自然治癒力がもともと私たちの身体にそなわっていなければ、私たち人間は今日まで生き延びて来れなかったでしょう。

代替医療というのは、安易に手術をしたり、薬を使ったりしないで、この自然にそなわっている治癒力に注目して、そのパワーを伸ばそうというものです。

アメリカ政府の発表とはあまり関係のないことだと思いますが、振り返れば、確か1980年代、90年代だったと思いますが、日本でも、自然治癒力という言葉がよく語られるようになったように思います。また、免疫力という言葉もよく聞かれるようになりました。

やはりこの頃からだったような気がしますが、薬害という言葉もよく聞かれるようになりました。多くの人が薬のもたらす害について、とくに薬を安易に、そして多量に摂取することへの危険性について語り始めたのです。

また、自然治癒力という言葉を聞いた人は、「自然」ということをそれまで以上に考えるようになり、それは「自然との共生」という考えを生み、広げていったように思えます。

とくに、農薬を使わずに育てた無農薬野菜や化学肥料も加えない自然食品などへの関心は急速に強くなっていきました。

不決断の中で生きていた

あの頃を振り返って考えてみると、不思議なことがたくさんありました。

１つは、科学の追求はもちろん、西洋的、科学的医学でも最先端をいっていたアメリカから、彼らが目指すのとは反対方向にも思える、代替医療への転換が起きてきたということです。最先端をいっていればこそ、人間は科学的方面から外れた方向へと目が向くのかもしれません。

2つ目は、それまでの医学とは少し外れたところに位置する、自然治癒力や免疫力といったことが語られ始めていたのに、日本の医学界では、なかなかその方向に目が向けられることがなかったということです。

とくに、私が研究開発にいそしんでいた製薬業界では、自然治癒力や免疫力というものへは、目が向けられようとはしませんでした。むしろ、そのような新しい考え方は、ある種、敵でさえあったのです。

理由は誰でもわかるでしょう。もし、自然治癒力や免疫力が、一部の人たちが主張するように、私たちの健康を維持するのに、本当に万能であったら、薬は誰も買わなくなるからです。

製薬業界はこの考え方とは反対に、万能薬という言葉があるように、薬こそがすべての病気を治すことができるという考え方の上に日夜頑張っている世界なのです。

しかし、私は代替医療というものに、早くから興味がありました。とくに、自然治癒力という考え方には心が引かれていました。

でも、私は自然治癒力という概念とは反対の、製薬業界の中心でずっと仕事をし、その仕事に生きがいや夢を求め、その仕事で家族の日々の生活費を得ていたのです。

この2つの両極端の間で、私の頭も心も魂さえも2つに分かれ、私は不決断の中で漂うように生きていました。

がん患者の抱える孤独

前にも書きましたが、母は41歳のとき乳がんにかかっていたのですが、その後もずっとがんの再発、転移ばかりでなく、手術のときの輸血が原因でC型肝炎ウイルスに感染してしまっていたため、肝硬変発症の恐怖にも怯(おび)えていました。

母の姿を見ていて、当然、「かわいそうだな」という気持ちとともに、ときどき、母が非常に孤独に思えるときがありました。

でも、このがん患者が抱えるこの孤独さは、もちろん母だけがもっているものではありません。誰でも知っていることかもしれませんが、その後、私は、がん患者の多くの方たちが、母と同じように、いや、それ以上に、孤独の中で、がんの再発や転移に怯えて暮らしているのではないかと思えたのです。

孤独、孤立ほど、私たち人間にとって恐ろしいものはありません。

もし、なんらかの理由で、1人孤立し、孤独になり、喜びも苦しみも恐れも伝えることができないという状況になったら、私たち人間にとって、生きていくことだけでもむずかしいことになってしまうのではないでしょうか。

この事実に気づいたとき、私は私たち一人ひとりの中にそなわっている自然治癒力を落とさずに、反対に高めていくためには、なによりもまず孤独の中に落ち込ませないこと、そして、もし不幸にして、すでに孤独の中に落ち込んでしまっていたら、その孤独から救い出してやることだということに気づいたのです。

救い出すって、でも、どうやって？

非常に簡単なことが思い浮びました。幼い子どもなら誰でもやっていることです。自分の経験や好き嫌い、考え方、すべてのことを誰かに聞いてもらうことです。私たちは、幼い子どもとまったく同様に、自分のことを聞いてもらえるだけで、幸せになり、安心し、お腹(なか)いっぱいごはんは食べられるし、夜ぐっすり眠ることができます。

もし自分のことを聞いてくれる人が誰もいないと、まさに反対のことが起きます。私たちは睡眠不足になり、食欲も衰え、悩みばかりが増大します。一言で言えば、不幸になるのです。

カウンセリングという救い

ここまで考えた私には、同時にカウンセリングという言葉が浮かんできました。

カウンセリングの原型はあらゆる文化に、大昔からあったと思われます。たとえば、江戸時代の、あの有名な良寛さんは、とくに悩める女性の話をよく聞いてやって、彼女たちの苦しみを救ったと伝えられています。

また、キリスト教の、とくにカソリック教会では告解という形で、神父さまが信者の悩みに耳を傾けるということが、教会の仕事の重要な部分でもありました。

キリスト教会の人々は、昔から、人間は自分の話を聞いてもらえるだけで、魂が救われる、簡単に言えば、苦しみからのがれて幸福になれるということをよく知っていたのでしょう。

現在のカウンセリングは、もう1世紀ほども前にアメリカで起きたと言われています。その頃、アメリカでは黙って人の話を聞くだけで、お金をもらえるカウンセラーという仕事が生まれたのです。

カウンセラーはただ人の言葉に耳を傾けるだけで、その人の心を開き、なんらかの理由で言葉に出して言うことができずに、心の奥にたまってしまっているもの、ときには、自分でもそれと気づかずに、無意識の中に隠されてしまっているもの、そんな心の中のオリのようなものを吐き出させるのです。

私たちは、心の中にたまったものを吐き出すと、それだけで、心が軽くなり、幸福になり、私たちのどうってことのない言葉に耳を傾けてくれた人と、つながりや信頼を感じることができるのです。私たちはもう孤独ではなくなるということです。私は真剣に、このカウンセリングということを考えるようになりました。私の心の中には、その後『ラポールの会』につながるアイデアがぼんやりと浮かんできました。

未知なる、新たな世界へ

ずっと製薬会社で研究者として生きてきた私に転機が訪れたのは、母が71歳で胆管がんにかかったときでした。母は大学病院で胆のう・胆管摘出の手術を受け、幸い手術は成功し、まわりのリンパ節を含め、腫瘍はすべて除去されました。

そして、医師から「再発防止のために、抗がん剤を飲んでください」と勧められたのです。

そのとき、父から「本当に抗がん剤を飲んでもいいのだろうか」と相談されました。父は母が乳がんを患って以来、いろいろ勉強していて、抗がん剤についても結構知識を得ており、「抗がん剤は逆にがんをつくるところがあるんじゃないだろうか」と疑いをもっていたのです。

胆管がんは5年生存率が25％という難治性のがんだったので迷いましたが、家族で話し合った結果、抗がん剤治療を断わり、自然治癒力に期待して、代替医療やセルフケアで治療することにしました。

丸山ワクチンを投与しながら、アガリスク、有機ゲルマニウム、サメ軟骨などのサプリメントを飲みながら、玄米・菜食中心の食事に切り替えました。

その結果、胆管がんは寛解しました。寛解というのは、がんが検査では確認することができなくなるまで良くなることで、寛解状態が5年続けばいちおう治癒したと判断されます。私は母のがん治療にあたって、父から相談されたとき、父の考えに賛成して、抗がん剤治療を拒否したわけです。

このとき、私は製薬にたずさわる研究者、新薬の開発者という地位を離れ、新しい世界へと入っていく決断をしたのだと思います。それは、西洋医学一辺倒から、もっと広い可能性を求めて、別の医学の世界へと進んでいった第一歩だったのだと思います。

しかし、西洋医学一辺倒から外の世界へと踏み出すには、もう1つ私の背中を強力に押してくれるものが必要でした。私の背中を強力に押してくれたものとは、前にご紹介したハーモイオニ・エリオットという女性が書いた『がんのセルフ・ヒー

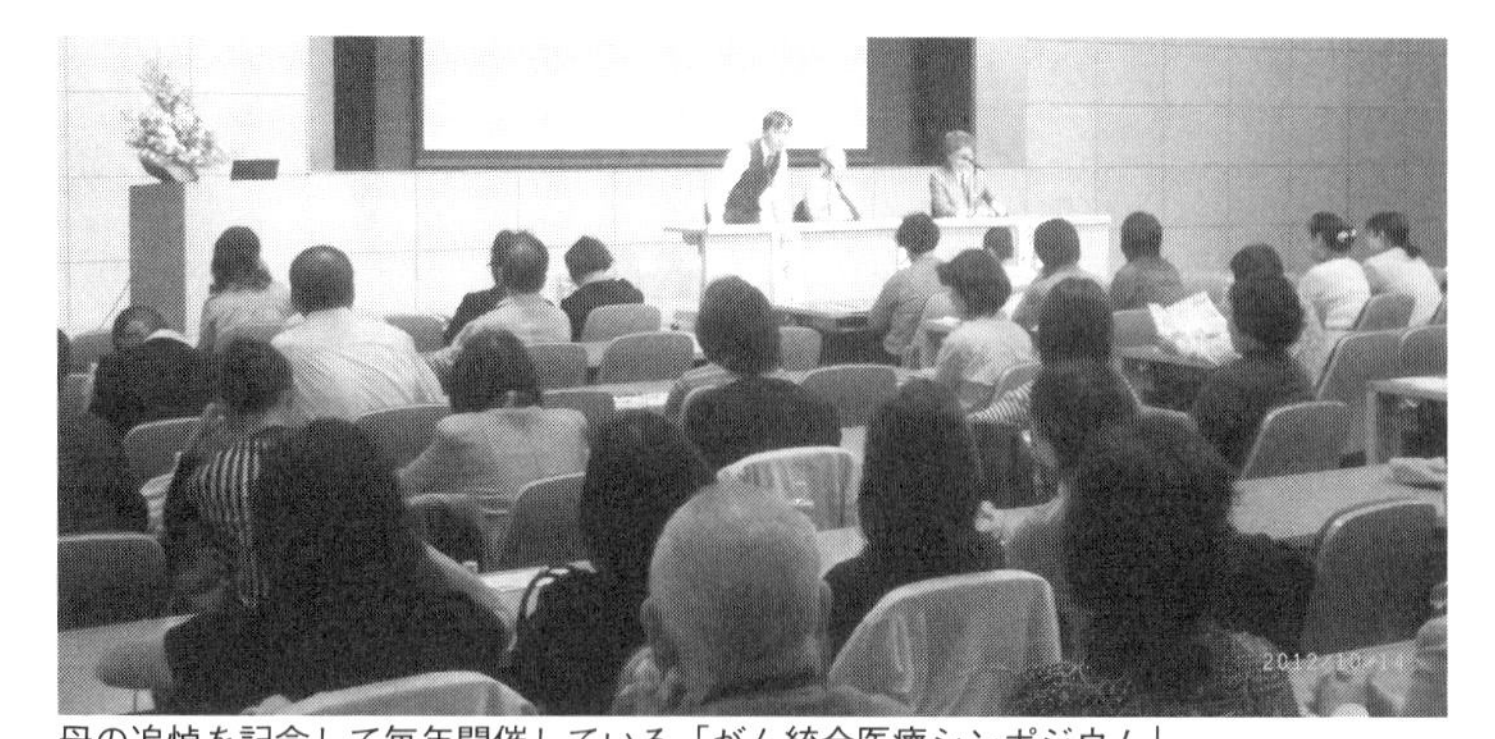

母の追悼を記念して毎年開催している「がん統合医療シンポジウム」
（帯津良一先生、村上和雄先生、藤田紘一郎先生など著名な専門家を招き、自然治癒力をテーマに講演していただいている）

リング……生きる意志ががんを癒す……』という本でした。

この本を読んだとき、私が長い間求めていたもののすべてがここに書かれていると思いました。本に書かれていたものの多くは、私自身がひそかに考えていたものでもあったのです。

それからしばらくして、私はそれまでの自分と別れて、未知なる新たな道へと第一歩を踏み出したのです。未知なる新たな道がどこへ続いているのか、よくわからないまま……。

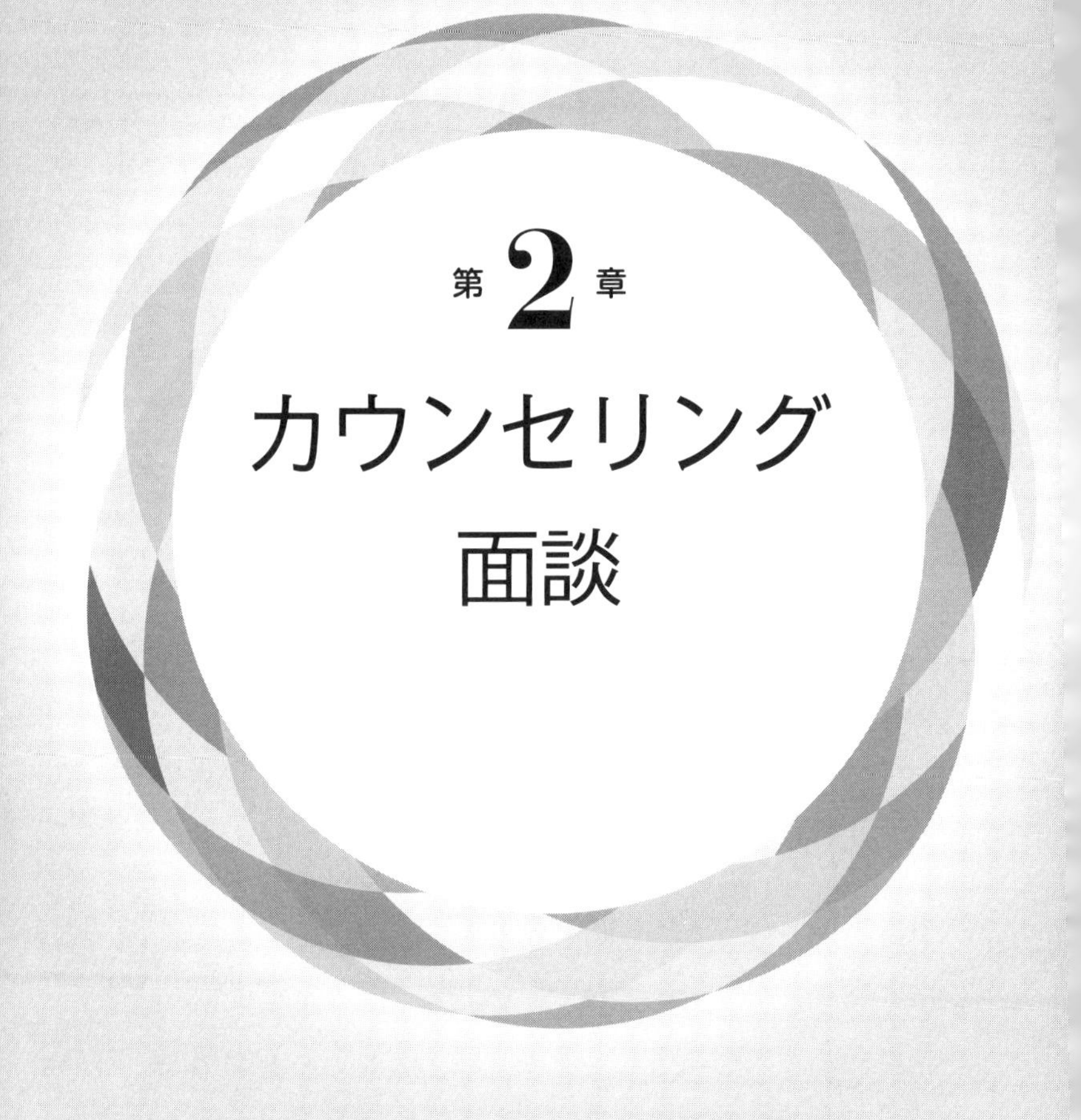

第2章 カウンセリング面談

［すべては自然治癒力を上げるために］

今から11年前（２００６年）私は会社を退職し、ほどなく『ラポールの会』を立ち上げました。

ラポールというのは、フランス語で「架け橋」という意味です。がん患者さん同士に信頼の橋を架けるという意味を込めてラポールと名付けたのです。

この会の目的は、患者さんの自然治癒力と免疫力を上げることです。患者同士で集まって悩みや疑問を出し合って解決していく「サロン」や体のセルフケアを学ぶ「リラックスヨガ教室」を毎月定例で開催しています。それ以外にも勉強会、講習会、旅行会、機関誌の発行など様々な活動をしています。

また、7年前（２０１０年）には『くぬぎ野ふぁーむ』というブルーベリー農園をつくり、患者さんを中心に園芸療法や森林療法の場として役立てています。

そして、その2年後（２０１２年）にブルーベリー農園の中に自宅とゲストハウス『くぬぎ野はうす』をつくりました。同じ年に私の1冊目の著書を出版しましたが、その本を読んで多くのがん患者と家族が全国から『くぬぎ野はうす』に相談に見えるようになりました。それでは、『くぬぎ野はうす』でいったいどんなことが行なわれているのか、本書の冒頭でご紹介しましたお2人の手紙のように、実際相談にお見えになった患者さんたちのご協力を得て、具体的に示したいと思います。

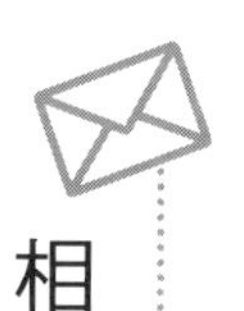

相談者からの手紙 ③

ブルーベリーの林を抜けて……それがすべての始まり

「くぬぎの雑木林に囲まれたブルーベリー園の中の小道を歩いていくと、その向こうに茶色い板張りに緑の屋根の別荘風のコテージが見えてきました。

コテージの前で、1人の男の人がこっちに手を振っているのが見えました。野本先生は写真で見たとおりのやさしそうな人でした。このとき、すべてが始まったのです。

コテージの中のカウンセリングルームに案内されると、ハーブティーを入れてくれました。良い香りが部屋中に広がりました。

先生は最初、私がさいたま市からどうやって来たか尋ね、それから『この荒川沖って地名、どうして荒川沖って言うのか、誰もわからないんですよ。由来には諸説あるんですけどね。でも荒川なんて川はこの辺にはないから、やっぱり謎ですよね』などと、そんな話をしていました。

そんな話が終わってからも、がんのことには触れないで、私の子どもの頃からの生活、成人してからの仕事のこと、結婚したあとの家庭生活や夫や子どものことなど、にこやかに、聞いてきました。

先生の表情はあくまでもにこやかで、言葉もさり気ない感じだったのですが、その奥に先生の熱意というか、熱心さが伝わってきました。私のことを本当に知りたい、知って人間として理解したいという熱情のようなものが感じられたのです。

命の流れをまっとうしよう

私は先生になんでも話しました。別れた夫も含めて、他人に自分のことをこんなに話したことはありません。

小学校の頃は早熟で、勉強もできて、元気のいい少女だったのが、中学2年頃から、勉強もとりたててできるということはなくなり、性格も静かになっていったとか、高校の頃は水泳部に入って、背泳ぎをがんばったとか、部の先輩の女性に憧(あこが)れたとか、そんなたわいのない話から、専門学校に行って、簿記(ぼき)を習って、ある中堅どころの会社の経理部門に就職したのは良かったのだけれども、そのうちパソコンが一般的になり、パソコンを覚えるのにずいぶん苦労した、中でも、何年も後輩の若い人たちのほうがパソコンに詳しくて、その人たちに教えてもらわなければならなかったのが、大きなストレスになったとか、そんな話をこまごまとしました。

短かった結婚生活のことも話しました。先生がずっと聞いてくれたからです。前の夫の欠点、自分の欠点、全部話しましたね。私はまだ小学校にも入らない娘を連れて、実家に戻って、母の協力で、娘を育てながら仕事を続け、なんとか生きてきたこと、娘は今では成人し、去年結婚したこと、そんなことを先生はすべて聞いてくれました。

それから、母が数年前から認知症になり、私は母の介護のために仕事もやめ、もう肉体的にも精神的にも疲れ切って、母が早く死んでくれないかと願うときもあることまで話しました。

でも、そんな親不孝なことまで話した私を先生はずっとやさしく見つめてくださり、やさしい調子で言ったんです。覚えていらっしゃいますか。

先生は私のことはまったく責めないで『命の流れを感じますね。母から子へ、そ

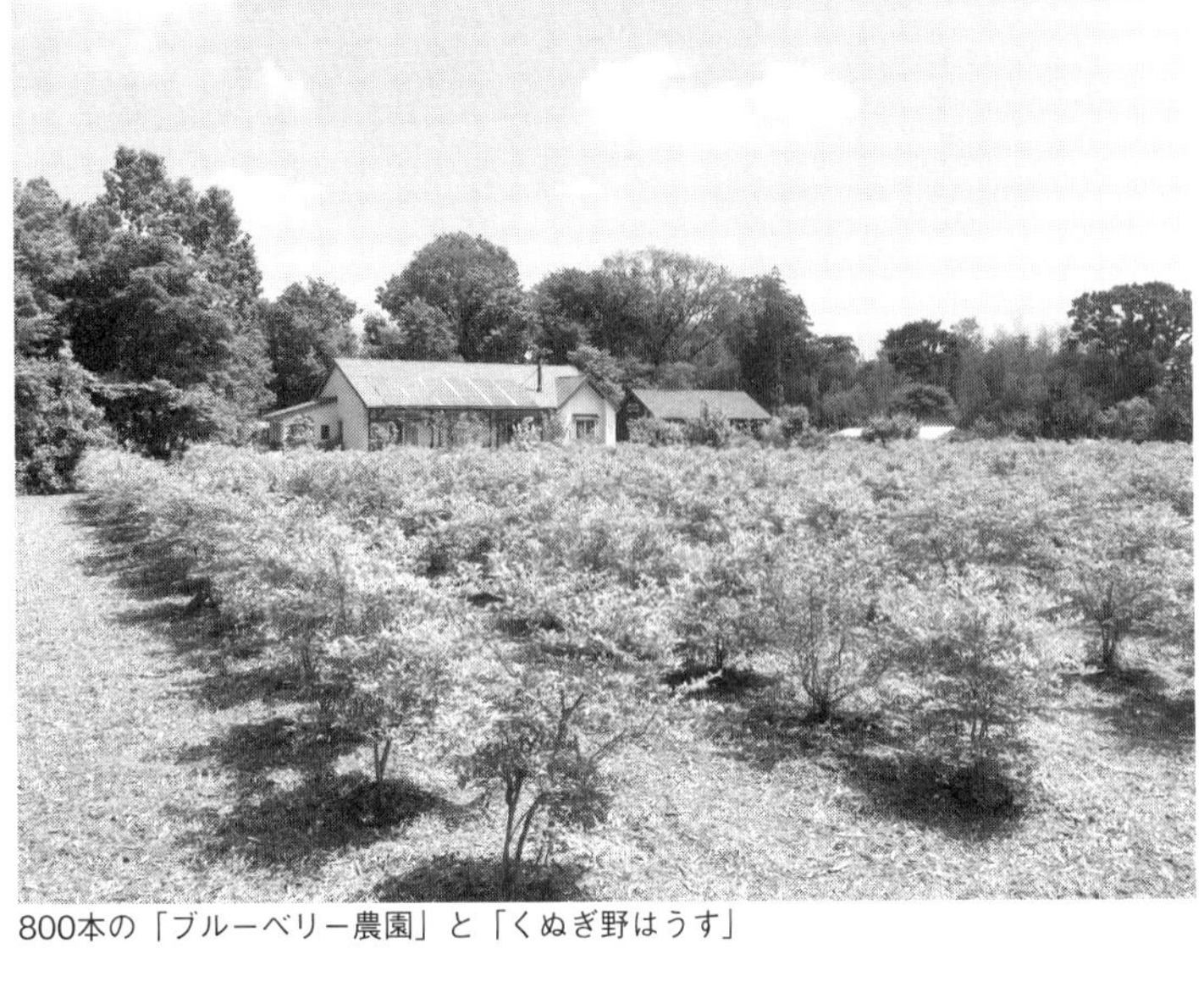
800本の「ブルーベリー農園」と「くぬぎ野はうす」

してまたその子へと、命が流れて行っているんですね。生きているってことはそういうことなんでしょうね』と言ったんです。

私の子宮がんの話をしたのは、それから大分経ってからでした。私は野本先生から玄米の美味しい食べ方と、『もっと介護の専門の方に、任せられるところは任せたほうがいいですよ』というアドバイスを頂いて、ブルーベリーの林の中にある先生のコテージ風のカウンセリングルームをあとにしました。

不思議なことに、あのとき、何十年ぶりかで、私は癒された気がしていて、私の心は喜びに満ちていました。

私はまだまだ生きて、命の流れをまっとうしようと、思えたのです。

今度またいろいろアドバイスをしてくれるということで、カウンセリングルームを訪れるのが本当に楽しみになりました」(A・Kさん、女性、60代、埼玉県在住)

「心身ともに悲鳴を上げていた」

あのとき、A・Kさんはお母さんの介護で疲れ切っていました。

お母様への恩と、認知症のお母さんを介護する大変さと、誰にも文句を言えないつらさとで、肉体よりもまず心が疲れ切れ、悲鳴を上げていたのです。

このような状態では、彼女の自然治癒力はひどく低下していても当然でしょう。

私の最初の役割は、彼女のこの心の苦しみを和(やわ)らげ、彼女と信頼関係を築くことでした。彼女の苦しみにどこまでも耳を傾け、できたら、彼女を閉じ込めている苦しみの網(あみ)から少しでも自由にしてあげることです。

苦しかった離婚と、苦労の多かった子育て、それに認知症の母親の介護という人生になんらかの意味を与えることができたら、と私は思いました。

このA・Kさんの手紙から、私が彼女との間に信頼関係がもてて、彼女の人生に新しい光を与えられることができたのだとしたら、それは私にとっても大きな喜びです。

彼女へのセルフケアの細かい勧めはこれからです。

次の肺がんをわずらい、その自分の運命にいらだち、怒っていた50代の男性（会社経営）も、A・Kさんと同様に自分の人生に新しい光を感じてくれた方です。

相談者からの手紙 4

「がんになったってことは、結局、負けたってことですよ」

「先生に初めてお会いしたときの印象は、この人にはなにをしゃべってもいいんじゃないかなというものでした。初対面でも、それだけ先生からは自由なものを感じたということだと思います。

それで、私は簡単に自分が肺がんだという診断を受けているということを言ったあと、『俺は負けたなって気がしましたね』と言いました。

まだ55でがんになって、あたふたしている自分が情けなかったんですね。友だちや仕事仲間に言ったら、みんな上辺は同情しているようなふりはするけど、内心は、なんだこいつ、弱い奴だなあって思うんじゃないかと思っていたんです。

要するに、この年でがんになるなんて、自分は負け犬なんだという気がしていて、そんなこともあって、非常に落ち込んでいたんです。

まだ、会社は立ち上げて数年しか経っていないで、これからというときだし、がん治療に明け暮れていたら、たとえ生き延びたとしても将来は暗澹たるものです。

このままお陀仏という可能性も充分あるし、家族を路頭に迷わせたまま、自分は消えていくかもしれないと考えると、自分の人生ってなんだったんだろうって思って、落ち込むなっていうほうが無理というものです。

でも、私がこんな愚にもつかない話をぐちゃぐちゃしていると、先生は突然とてもおもしろいことを言ったんです。

『あなたががんになったってことには、もしかしたらなにか大きな意味があるのかもしれませんよ。誰か、神のような存在が、あなたのことを思ってがんという試練を与えたのかもしれませんよ。そんなふうには考えられませんか』

それで、私はすぐに『先生はそう思うんですか』って聞き返したんです。

それから先生がおっしゃったことは、もっとおもしろいことでした。

『私はこれまでいろいろな患者さんを見てきました。最終的にがんを克服できたかどうかは別にして、がんになったことがきっかけで人生の課題に正面から向き合って自分の生き方が大きく変わり、がんになったことには意味があったんだと実感した人はたくさんいるんですよ』と言って様々な事例を話してくださいました。

私はその日から、少しずつ自分ががんになったのはなにか意味があることかもしれないと思い始めました。今では、がんを受け入れ、がんに立ち向かって、食事療法でも、瞑想でも、あるいは手術でもなんでもやってやろうという気持ちです。

がんを生き抜くのが、今の私の使命なのかもしれないとさえ思えるようになったのです。こう思うと、どこか気持ち良くて、なにか失くしていた力が勝手に沸いてくるような気がしたんです」（T・Sさん　男性　55歳　茨城県在住）

［一見理不尽に思える運命にも意味がある］

T・Sさんは、明らかにがんという突然自分を襲った理不尽な運命にいらだち、いという言い方で、強く自分に向けていました。その上、そのいらだちや怒りを「自分は負けたんだ」という言い方で、強く自分に向けていました。

このようないらだちや激しい怒りが、T・Sさんの自然治癒力を低下させてしまっているのは明らかです。いらだちや怒りほど、私たちの自然治癒力の邪魔（じゃま）になるものはないからです。

カウンセラーとしての私の最初の役割は、彼のこの怒りをいかにして和（やわ）らげるかということでした。それには、「自分は負けたんだ」という言い方が明らかにしているように、世の中のすべてを競争として受け止めている彼の人生観に別の光を当ててみることでした。

それで、私は思い切って神様という言葉を使ってみました。そんな言葉をT・Sさんが受け入れてくれるかどうか自信はありませんでした。でも、私が出会った様々な事例について具体的にお話をしたためT・Sさんは、そんなまったく別の方面から自分の人生を見てみるのも悪いことではないなと素直に思ってくれたのです。

その結果、がんになったのはただ運が悪かっただけでもないし、自分が弱いために負けたからでもないし、もしかしたら、なにか意味があることなのかとさえ思うようになったのです。

T・Sさんの怒りは静まりました。怒りの源であった「自分は負けた」という考え方が薄らいだからです。これは彼にとって、大きな転換でした。この考え方の変化によって、T・Sさんはがん治療に前向きになったばかりでなく、明るい気持ちでがん治療に向かえるようになったのです。

そればかりではありません。T・Sさんはがんになったために新しい人生観まで手に入れたのです。もちろん、それはすべて彼の自然治癒力にとっては、大きな前進でした。

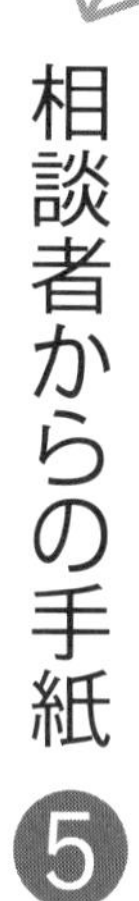

相談者からの手紙 5

がんは自分でなったんだから自分で治そう

「小鳥の声を聴きながらブルーベリーの林を抜けていくと、その奥にカウンセリングをする小さな家がありました。その家の中で、野本先生に初めて会いました。

私は乳がんと診断され、手術をするのか、抗がん剤などの薬物療法だけで治すのか、病院の判断が出るのを待っている状態だと話しました。

意外なことに、先生は『なぜあなたはがんになったんだと思いますか』と聞いてきたのです。意外というのは、そんなこと私がわかるわけもないし、まさか先生がそんな質問をしてくるとは思いもしなかったからです。

すると、先生は今度は『がんはご自分でなったとは思いませんか』と聞いてきました。これはもっと意外な質問です。私はなんと答えていいのかわからないので、黙っていました。

それから、先生は『がんは糖尿病などと同じように生活習慣病の1つなんです。ご自分の生活のあり方ががんを引き起こしているんですね』と言いました。

私はがんのことをそのように考えたことはありませんでした。考えてみれば、おかしなことなのですが、それまでは、がんはなにかがんの病原菌のようなものがあって、その病原菌のようなものが体内に入って、居座ってしまったために起きるのかもしれないとでもいったような、おかしな考えをもっていたのかもしれません。

また、よく言われているようにがん体質というようなものがあって、私はがん体質なので、がんが発症したんだとでも思っていたのかもしれません。このがん体質は遺伝性のものであって、自分は遺伝によって、がんになりやすい体質なんだと思っていたのかもしれません。

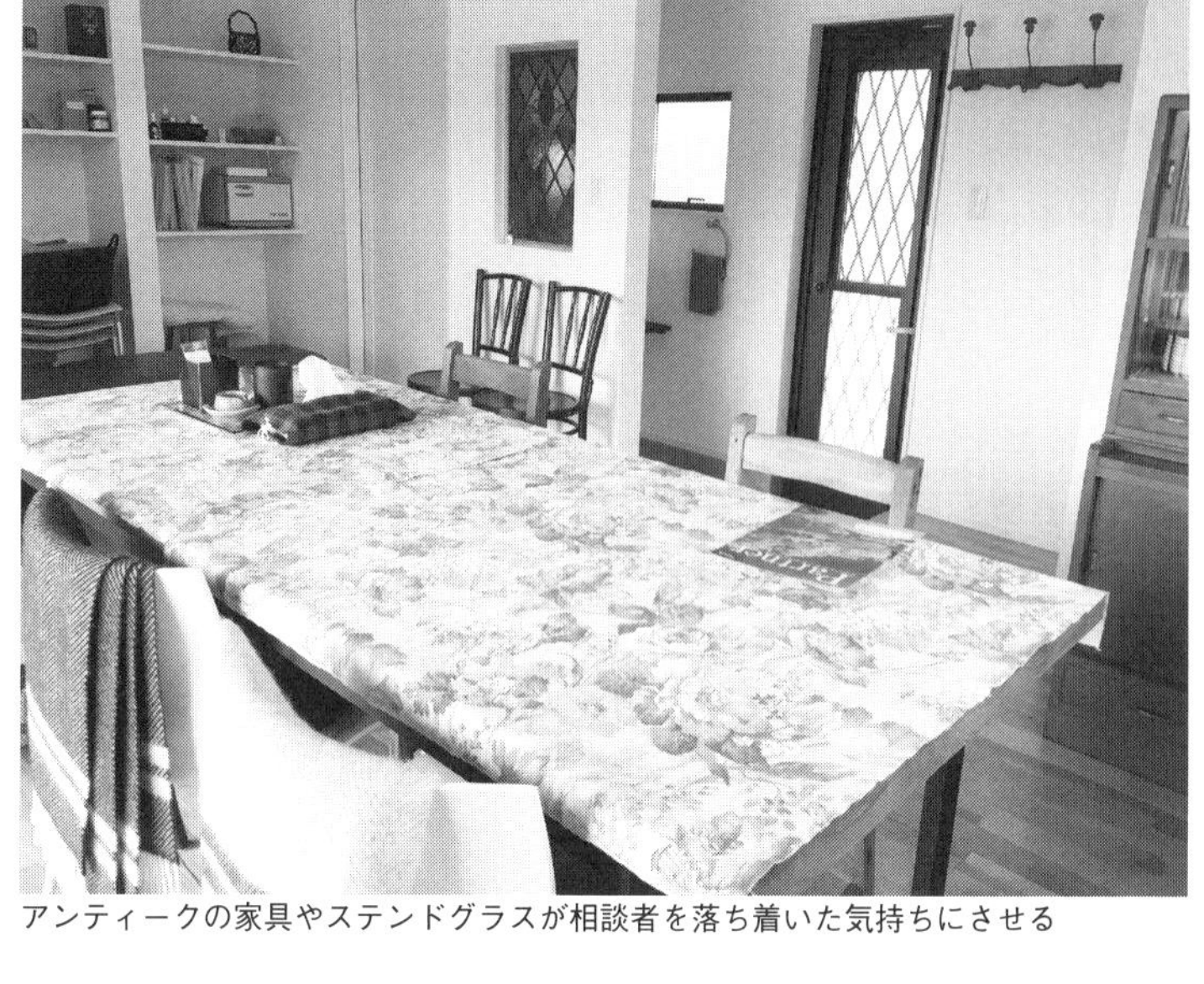

アンティークの家具やステンドグラスが相談者を落ち着いた気持ちにさせる

『がんになりやすい遺伝子があって、そのためにがんになったということではないんでしょうか』と私は先生に聞いてみました。

『なにごとにもあるように、もちろん一定程度は遺伝的要素もあります。でも、最近の研究でわかってきているんですが、この遺伝的要素はきわめて小さいのです。それよりも、主に毎日の食事であるとか、その他の日常的な生活のあり方やストレスなどが原因でがんが発症しているということがわかってきているんです。要するに、ご自分の日常的な生活のあり方や心のあり方ががんを生んでいるということなんですね』と先生は言いました。

『がんというものは患者さん一人ひとりがご自分でなったものなので、ご自分で治さなければいけないのです。病院とかお医者さんとか薬などに一方的に頼るのではなく、ご自分の意志で、ご自分の考えで、ご自分のやり方で治さなければいけないということなんです』と先生は付け加えるように言いました。

先生のおっしゃったことは意外なことでした。私は、ほかの大部分のがん患者のように、がんになったら、病院に行き、お医者さんに診断をしてもらい、手術だとか薬物の処方だとか、とにかくお医者さんによって治療してもらい、お医者に治してもらうものだと、思っていたからです。

それから先生はがんの成り立ちの話をわかりやすく説明し、その考えに基づいたがんを克服するためのセルフケアについて話してくれました。

そのときから、私のがんとの取り組みは始まったのです」（R・Nさん、女性、40代、千葉県在住）

［病院や医者はサポート役にすぎない］

がんになった患者さんのうち、大部分の方は、このR・Nさんのような考え方をしていると思います。まあ、このような考え方が一般的だと言っていいでしょう。

がん検診などで病院に行って、がんだとわかったら、今までは、どこかの大病院を訪れ、そこのお医者さん方に診てもらい、お医者さんが言うことに従って、手術、抗がん剤治療、放射線治療などの、いわゆる3大療法を受け、それからもずっと病院のお医者さんの指示に従って、がんを治していこうということです。

医学が進歩するにつれ、がんは生活習慣病であり、がんを治すためには、あるいは克服するためには、患者さん本人が主体的に取り組まなければならないという考えが広がってきているのです。

すなわち、長い間、自分が選んできた生活習慣の結果、自然治癒力がうまく働かなくなったためにがんになったのだから、生活習慣を改善して自然治癒力を元通りに発揮させるのはほかの誰でもない、自分自身であるということです。

もちろん、3大療法を含む医療を受ける必要はあるかもしれませんが、治す主体はあくまでも自分自身であり、病院や医者は自分が治るためのサポートだという意識は常に忘れないでいてほしいものです。

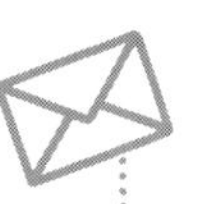

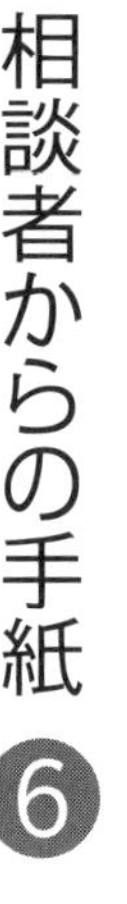

相談者からの手紙 6

母への憎しみがすべての原点だった

「カウンセリングルームで野本先生にお会いしたとき、私は本当に落ち込んでいました。落ち込んでいたというより、もう生きる気力さえも失いかけていたのかもしれません。

大腸がんと診断され、もう私の命も長くないんだと思ったら、どうして自分はこんな病気になってしまったんだろう、私のどこがいけなかったんだろう、などという考えばかりが起きてきて、思い返してみれば、自分の結婚生活も決して幸福なものではなかった、主人とはずっと疎遠(そえん)だったし、主人は暴力的なところがあって、子どもも育てたけれども、今ではもう離れてしまっていて、なにもいいことないな、なんて、恐ろしく暗いこと、悲観的なことばかり考えていて、病院からは手術を勧められているのに、その手術に立ち向かう気力さえ出てこない、そんな情けない状態だったと思います。

野本先生とお会いして、私はいつのまにか病気のことよりも、そんな自分の家庭生活のみじめさについて話していたようです。

でも、そのうちに、先生の問いに答える形で、自分の幼少の頃に話題が向かい、自分の両親、とくに母親のことに話が向いていきました。

そして、先生の質問に答えたりしているうちに気づいてきたのが、私は子どもの頃から母親とは馬が合わずに、母親のことを憎んでさえいたということです。いいえ、実際は、そんな自分のことは、とうの昔に少女時代から気づいていたのです。

ただ、その事実を認めることができなかったんです。母親とのけんかや憎み合いについて、口に出すことも、ましてや誰かにはっきりと説明するなんてことは絶対にできなかったんです。

でも、野本先生のやさしい目を見て、やさしい声を聴いていたら、なんでも言えたんです。すらすらと、まるで、当たり前の日常的なできごとを話すように、軽い口調で言えたんです。

実際、話しながら何度か笑ってさえいたと思います。そうなんです。話してみたら、母親との憎み合いなんて、どこの家庭の母娘(おやこ)にもあるささいなことにすぎなかったってことがわかりました。

すると、とても不思議なことに、私のあれほど不幸な家庭生活さえ、別段大して不幸でもない、どこの家にもあるふつうの生活でしかないというように思えてきたんです（そう思えたのは、先生の農園のリンゴやブルーベリーの木の林をあとにして、水戸方面にクルマを走らせているときでしたが）。

その翌日、私は水戸市内のかかりつけの病院に行き、がんの手術のための手続きを始めました。手術は成功し、幸いなことに、がんがステージⅡ（2）だったとかいうことで、転移も確認されてなく、抗がん剤服用もなく、今はすでに元通りの、いいえ、前より精神的にはずっと充実した生活を送っています」（T・Dさん　女性　60代　水戸市在住）

「自分の内面を見つめ直す」

T・Dさんはがんになり、死を考えました。死を考え、弱気になり、その弱気な状態で、自分の家族や家庭などのこれまでを振り返り、同時に自分の育った頃のことも考えました。

当然、悪いことばかりが浮かんできました。夫の良くないところ、夫婦関係の問題、家族の問題、すべてがマイナスでした。

でも、話しているうちに、その奥にある問題に気づいたのです。気づいたというか、実際はその奥にある問題に目を向ける勇気が出てきたと言ったほうが正しいでしょう。

彼女はすべての根源はお母さんとの不幸な関係にあったと気づいたのです。

これも気づいたというより、今となってはどうしようもない、不幸なものに目を向ける勇気をもったと言ったほうが正しいでしょう。

そして、T・Dさんは、お母さんとの不幸な関係も、幼い頃のスキンシップの不足が原因かもしれないということまでは考えるようになりました。

でも、ここまで考えたとき、彼女はその不幸なお母さんとの関係が、今ではどうでもいいことだということにも気づき始めたのだと思います。

そして、そのシンプルな真実に気づいてみると、彼女が最悪だと思っていたこと、自分はこの上なく不幸だと思っていたこと、そんな極端にマイナスと思えたことが、実際は世間にはどこにでもある、平凡なことなのではないだろうかと、思い始めたのです。

このとき、彼女の心を長く支配していた重石（おもし）が外れたのです。Ｔ・Ｄさんは一気に解放され、勇気を獲得しました。一度、解放され、勇気を獲得してしまうと、がんに立ち向かうことはとても簡単なことだったのです。

がんは彼女に幼い頃の遠い真実を見つめる勇気を与え、真実を見つめてみることによって得られた解放された気持ちで現実を見るという、それまでできなかったことをさせたのです。

彼女の通った道は、がんという不運な出来事が人に力を与えたという、実際にはよくあるケースの１つと言っていいでしょう。

このＴ・Ｄさんのケースは、セルフケアの考えなくしてはありえなかったかもしれません。

セルフケアとは、その言葉どおり、まず自分自身で自分自身の内面的生活を見つめ直すことから始めるメソッド（方法）であり、大病院などで行なわれているがん治療方法ではないものだからです。

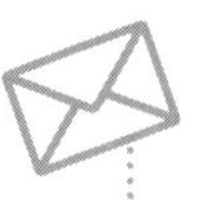

相談者からの手紙 7

がんを契機に成長しましょう

「主人が突然肺がんだと宣告されました。それも、第三ステージだということです。私が野本先生を訪れたのは、誰も相談できる人がいなかったからです。私たち夫婦には子どもはいませんし、親はすでになく、兄弟も海外生活をしていて、相談などできる環境にはなかったのです。

それで、病院の担当の先生に、こんなとき家族はどうしたらいいのか、相談という形ではなく、ただそれとなく話してみたところ、相談係のようなものがあるというので、今度はそちらに行って話してみたんですが、その女性は親切そうな笑顔を浮かべ、慣れた物言いでスラスラと、手術を受ける心構えや手術のあとの抗がん剤治療、放射線治療、あるいは高額な最先端治療など、いろいろある治療方法についてていねいに話してくれました。

野本先生にはすぐにわかっていただいたのですが、私が相談したいということはそういったことでは全然なかったんです。

先生はそんな私の気持ちを察してか、少しずつ本題に入ってきました。私に突然、『生きているということにはどんな意味があると思いますか』と聞いてきました。私はそんなこと考えたこともないので黙っていると、今度は『死ぬということにはどんな意味があると思いますか』と聞いてきました。

私は死ぬってことに意味があるなんて、そんなことも考えたことはありません。それで、やっぱり黙っていました。すると、先生は今度は『私もあなたもなぜこの世に生まれて来たんだと思いますか』と聞いてきました。

自分がなぜこの世に生まれて来たのかなんて考えたこともないので、やはり黙っていると、『あなたはご自分が偶然この世に生まれて来たと考えていませんか』と尋ねてきました。

『まあ、そうだと思います。よくはわかりませんが』と私は答えました。

『そう考えている人が多いのは事実です』と先生は言って、それから、宇宙について、魂について、生命の根源について、生きる意味について、私と主人との出会いのもつ意味について、なぜこの世に病気や障害や災害などが存在するのかについて、死について、死の意味について、死後の世界について、静かに話してくれました。

そのときは先生のお話してくれたことはとてもわかりやすいように思えました。でも、実際にはよくわかっていなかったのか、先生の教えてくれたことを説明しろと主人に言われても、なにも答えられなかったのです。

でも、先生の話を聞いて、カウンセリングハウスをあとにし、ブルーベリーの林を抜けて行ったとき、私は主人が死ぬかもしれないということが、なにも怖いことでもないし、心配することでもないという気持ちになっていたのです。

私たちがこうして生きていること、また、いずれは死んでいくことをありのまま、平らかな気持ちで受け入れることができていたのです」（K・Aさん　女性　50代　群馬県在住）

［がんは人を哲学者にする］

がんという病気の特別なところは、がんを患っているという告知を受けると、そんな必要がまったくない場合でも、大部分の人が死というものを考えるということです。

死を考えると同時に、生きているとはどういうことか、自分の人生とはどんなものなのか、それから、死ぬということの意味、反対に生きているということの意味、そんなことまで考えることがとても多いのです。

要するに、がんは患った人を哲学者にするのです。患った人だけではありません。その家族や友人や恋人なども、みんなを哲学者にするのです。

哲学者になるということはどういうことなのか、と言えば、生きていることや反対に死ぬことの、隠された意味について自分なりに考え、それらはなんなのか、自分なりに結論めいたものを考え出すということです。

自分なりに答えを出すということは、救われることでもあります。苦しむ、悩む、不安がるということは、自分の置かれた状況に対して、自分の心が定まっていないことの表われなのです。

私たちは誰でも、人生に対して自分なりに答えを出し、自分なりの心構えをもちたいのです。これが救われるということなのではないでしょうか。

この救われたということは、もちろん、心の平安を得ること、すなわち安心するということです。実はこの安心という心の状態ほど、自然治癒力（しぜんちゆりょく）にとって大切なものはありません。

ということは、哲学とは結局、私たちの心と体の奥に潜（ひそ）んでいる自然治癒力を導きだし、活性化するという、知的行為なのかもしれません。

そして、セルフケアの意義、セルフケアの重要な一手段でもあるカウンセリングの意義は、自分なりの答えを出し、自分なりの心構えをもつことに、要するに哲学することに相談者を導くことにあるのです。

このカウンセリングの中で、自分なりの答えを見つけるのは、あくまでも私ではなく、相談者その人です。

私は相談者が自分で答えを見つけ、心構えを決めるのに、ちょっとした援助をするだけにすぎないのは、言うまでもありません。

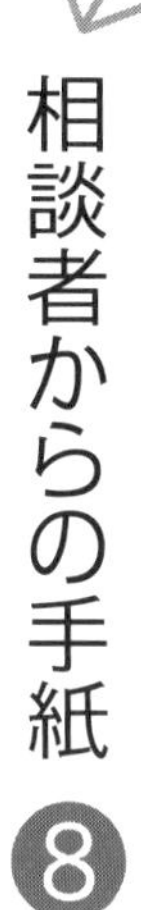

相談者からの手紙 8

「余命3か月」……そんなこと誰が決めたの？

「妻のがんのことで先生を訪ねたのは、もう秋も深まり始めた頃でした。私は妻の子宮がんのことで恐ろしく気が滅入（めい）っていました。実際、どうしていいかわからないくらいだったのです。

野本先生はドアの外に出て、私たちを迎えてくれました。カウンセリングルームに通され、勧められるまま、椅子に腰を下ろしました。

すぐに、私は東京のある大病院で下された妻のがんの診断について先生に話しました。妻は子宮がんのステージⅣ（4）で、「余命3か月」という診断を下されたと野本先生に言うと、先生は『余命というものは本当は誰にも決められないものです。病院で余命宣告を受けたとしてもそれはなんの参考にもなりませんよ』と、思いがけないことを言ったのです。

そこで、私は『でも、病院の先生は長年の経験からきちんとした判断をするんじゃないんですか？』と聞き返しました。

すると先生は、逆に『それはそうなんですけど、そこには落とし穴があるんですよ。たとえば、あなたが病院の先生だとします。目の前の患者さんに余命を聞かれたとき、あなたはその患者さんと同じ病状の患者さんを過去に100人診た経験があり、余命が短くて6か月、長くて1年だったとして、あなたはその患者さんにどのように説明しますか？』と聞いてきたのでした。

『そうですね……平均を取って9か月くらいと説明すると思います』

『ふつうだったら、そう考えますし、人情の厚い先生ならあと1年生きられますよ、がんばりましょうねと励ましたくなりますよね。でも、その患者さんが不幸にして6か月で亡くなったらご家族はどう感じるでしょう？　先生は9か月くらいと言ってくれたのに、3か月も早く亡くなってしまった。治療は失敗したと誤解する場合もあり、最悪訴訟を起こされる恐れもあるのではないでしょうか』

『それじゃ、自分を守るために短めに言っているってことでしょうか？』

『その先生自身だけでなく、その方にも家族がいますし、その方が勤めている病院の職員やその家族にも関わることなんです。そこまで考えるとあながち責められることではないと思いますよ』

『でも、本人や家族にしたらどれだけ落胆するか……たとえ、先生に1年と言われてもやはりがっかりしますよね』

『そこなんです。余命宣告って、呪(のろ)いの言葉のように患者さんの心を縛(しば)ってしまうんです。でもね、病院の先生の経験はあくまで病院の治療だけ受けた患者さんが対象じゃないですか。たとえば患者さんが、3大療法は選択しないでそれ以外の代替療法や自由診療で保険の効(き)かない治療法やセルフケアを選択し、自分の自然治癒力を高めて治したとしたらどうでしょう。途中から来なくなった患者の事例について病院の先生はカウントできないんですよ』

先生は私にそう言ったあと、余命宣告をされたのにそれよりもずっと長く生きられたり、宣告を覆(くつがえ)して生還し今も元気に生活されている患者さんの話をたくさんしてくれました。

その話を聞いて、私も妻も暗闇の中にぱーあっと光が差し込んだ気がしました。そんないい加減な余命宣告に縛られているのではなく、自分の治る力を信じて生きていこうと決めたとたん、とても前向きで明るい気持ちになれたことを今でもよく覚えています。

そのあとで、先生からセルフケアや心のケアの具体的なやり方や信頼できる医療機関（抗がん剤の治療を選択しなくても受け入れてくれる病院や3大療法以外の治療をしてくれる病院など）を教えていただき、カウンセリングルームをあとにしました。

あれから10か月になりますが、先生に教えていただいた病院で治療を受けながら毎日セルフケアを実践しています。妻はまだ元気で生きています。

あのとき、野本先生にお会いしてアドバイスをしてもらって、本当に良かったと思います」（T・Sさん　男性　70代　東京在住）

［自分の潜在能力をもっと信じよう］

がん患者がかかりつけの医師から余命を告げられることがあります。というよりも患者さんの話を聞くと患者さん本人やご家族が先生に余命を尋ねる場合が多いような気がします。

そして、余命を聞いたとたん、その数字に縛られてしまい、恐怖との戦いが始まるのです。不思議なくらい余命までしか生きられない患者さんが多いのは、先生の見立てが正しいからでしょうか？　心が体（自然治癒力）に大きく影響を及ぼすことを考えると、恐怖によって寿命が短くなったと考えるほうが自然だと思います。

そもそも、余命を尋ねるというのは自分の治る力を信頼していない、がんは自分では治せない、先生にしか治せないという考え方からくる行為であり、そのため数字に過度に縛られてしまうのです。

そして不幸なことに日本もアメリカと同じように訴訟社会になってしまったので、医療訴訟を恐れるあまり、病院側はリスクを避けるために余命を短めに伝える風習ができてしまっているようです。

一番大切なのは、どんながんでも、どんなステージでも、人には生まれつき治る力（自然治癒力）がそなわっているんだという自分に対する強い信頼ではないでしょうか？

自分の心と体を本当に信頼している人は余命など尋ねないし、たとえ先生から聞かされたとしてもそれに縛られることはありません。

たとえば、3大難治性がんの1つに膵臓（すいぞう）がんがあります。あなたが、膵臓がんのステージⅣ（4）だと宣告され、ネットで調べたところ5年生存率が1．2％（男性の場合、女性は2．1％：全国がんセンター協議会のデータ）と知ったら絶望しますよね。でも、そこで自分の治る力を信じられる人は絶望せずに、1．2％は治るんだと思って治った人がいないか調べるわけです（実際に膵臓がんのステージⅣから生還した有名薬科大学の名誉教授の講演を私は聴いたことがあります）。

ということは、少なくとも100に1人は治るし、その教授のように抗がん剤しか勧めない病院には行かなくなったけれど、治療の選択肢を広げ、自然治癒力を最大限に発揮して治った例がきっと潜在的にはあるはずだ、と信じるほうが健全ですし、生還する確率はずっと高くなるはずです。

そういうわけで、私のところに相談に来た方には、まず最初に自分の力で治った方の事例をいくつも（客観的なデータも含めて）お見せすることにしています。また、私が毎月主催しているがん患者サロン（心癒しサロン）を長年続けているのも、今まさに治療中の患者さんが、そこに参加されている治った方のお話を聞いて、力と勇気と希望をもらうことができるからなのです。

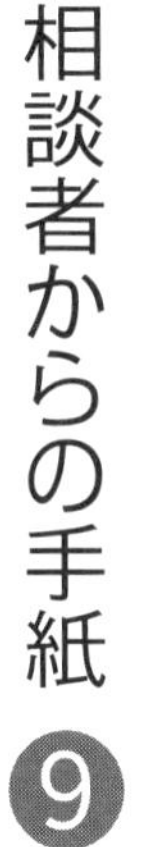

相談者からの手紙 9

がん家系の恐怖と恨み

「うちはがん家系なのではないかと思います。父も祖父も叔父もがんで死んでいるからです。ぼくも最近、大腸がんという診断を受けました。まだ初期だということで、手術をするか、抗がん剤治療だけでやるのか、それとも別の療法を試すのか、お医者さんたちはいろいろ対策を練っているようです。

野本先生とお会いしたのは、そんな宙ぶらりんの状態のときでした。宙ぶらりんというのは、一番恐怖や不安を起こすものです。ぼくは不安と恐怖の中で、自分のがん家系に対して怒りをぶつけていました。なぜこんないやな遺伝子がうちの人間には流れているんだって！

野本先生に会い、そのやさしい笑顔を見ると、つい気が緩んで、そんなぼくの気持ちを先生にそのままぶつけてしまいました。先生は微笑みを浮かべながらじっと聞いていてくれました。

ぼくの感情の爆発がひとおり収まると、先生はおもしろい話を始めました。先生は以下のように、寺山さんという方の話をしたのです。

「がん克服のすべての鍵は愛である」

寺山さんは1984年に、右腎臓がんを患いました。入院して3大療法を受けましたが効果がないばかりか、そのうちがんは右肺など他の部位へ転移してしまい、末期という診断を下されました。寺山さんはこうなってはもう終わりだと思い、死を迎えるために自宅に戻りました。

ところが、ここから重大な転換が起きたのです。その後、寺山さんは病院とは関係なく、自分の直感だけにしたがい、玄米菜食など様々なセルフケアを実践しました。がんと闘うことよりも、がんを受け入れるという気持ちで、自分自身に自分はなぜがんになったのかを問いかけ、その原因を探り、理解しようと努めました。

すると、寺山さんは次第に自分の生き方の誤りに気づくようになりました。と同時に、このように自分自身へ深い問いかけをもったことからか、自分への愛、自分の身体への愛が一層深まるようになったのです。

この自分自身への深い愛は、すぐに自分の体内に宿ったがんにさえ広がりました。寺山さんは自分のがんさえも愛するようになったのです。がんになったことに日々感謝する気持ちさえも生まれてきました。

すると、このような平らかな愛に満ちた気持ちの中で、がんは長い時間をかけながらも、自然退縮し始めたのです。寺山さんは現在もお元気で、がんの回復過程で自分自身で感じ取った知恵として、「がん克服のすべての鍵は愛である」ということを、講演などで語り続けているということです。

寺山さんの話は最初はとっつきづらく、違和感がありました。でも、がんを意識しながら毎日生きていると、少しずつわかってくるような気もしてきました。

寺山さんのように、本当の意味で自分を愛することができれば、そして自分の身体を愛することができれば、自分の中のがんさえも愛することができるのかもしれません。

この寺山さんの心境にまで達するのはむずかしいことだと思いますが、寺山さんのことを考えると、自分の心も安らかになるのは感じています」(Y・Wさん　男性　50代　埼玉県在住)

[愛の光を指針として]

Y・Wさんも感じていらっしゃるとおり、寺山さんが達した心境に到達するのは簡単なことではないでしょう。でも、寺山さんが教えてくれたことは、愛というもの、なにかを本当に大事に思い、いつくしむという気持ちがすべての困難の克服には欠かせないのだ、もちろん、がんの克服にも、ということだと思えば、私たちはどのような方向へ進めばいいのか、おのずとわかってくるような気がします。

また、寺山さんの体験を聞くと、遺伝子が損傷したがん細胞を自滅(アポトーシス)に導く「遺伝子」が別名『愛の遺伝子』と呼ばれていたり、後述する自然治癒力に大きな影響を与えるホルモンである『オキシトシン』が、別名『愛のホルモン』と呼ばれていることも、たんなる偶然ではないことがおわかりいただけると思います。

第3章

サイモントン療法ってなに？

［サイモントン博士の当たり前の発見］

がんの患者向けの心理療法である「サイモントン療法」を開発したサイモントン博士はもともとアメリカで放射線治療の医師として、がん治療の第一線で活躍していましたが、放射線治療を重ねていくうちに、奇妙な現象に出会います。

同じ種類のがんの同じステージの患者さんに同じ放射線量を当てて治療をしたにもかかわらず、患者さんによって回復力に大きな差異が見られるという矛盾を多く見るようになったのです。

すなわち同じ症状の患者さんにまったく同じ治療をしているはずなのに、早くに死を迎えてしまう患者さんもいれば、健康を取り戻して、回復してしまう患者さんもいるのです。

サイモントン博士は個々の患者さんを観察し、いろいろ考えました。そのうち、個々の患者さんの精神的状態ががんの進行や治療経過に大きな違いを生んでいるに違いないと思うようになりました。

生きる希望をもっている患者さんのほうが、生きる希望のない患者さんより生存率が高いこと、絶望感にさいなまれながら治療を続ける患者さんよりも、希望をもって治療を続ける患者さんのほうが回復する確率が高いということを発見したのです。

医学界で通用しない「病は気から」

サイモントン博士が50年ほど前に発見した「病は気から」は、日本では昔からある常識的な、当たり前のことなのです。

でも、こんな当たり前のことも、いわゆる「科学的医療」が絶対のものとして信仰されていた50年前のアメリカでは大きな発見だったのです。

いいえ、この唯物的な「科学的医療」は50年前のアメリカだけでなく、残念ながら現在の日本でも病院では主流を占めています。多くのお医者さんがまるで宗教でも信仰しているかのように、この「科学的医療」を信じています。

不思議なことなのですが、日本の病院で働いているお医者さんたちは、医療従事者以外には誰でもわかっている「病は気から」という事実をわかっていないのか、わかっていないフリをしているのか、とにかく無視しようとしているのです。

たとえば、ある人が風邪を引いたらしく、熱っぽくて、だるいとします。医療に関係ないふつうの人は、あったかくしたお酒でも飲んで、早めに寝よう、くらいに思って、深刻には考えません。

もし、「俺は大変な病気になった。これが悪性のインフルエンザだったらどうしよう。このまま死んでしまうかもしれない」なんて言っている人がいたら、「バカ言ってるなよ。そんな風邪ぐらいのことで死んでいたら、人間いくら命があっても足りないよ。あったくして早く寝ればいいんだよ」なんて言うだけでしょう。

ところが日本のお医者さんに診(み)てもらうと、体温から喉(のど)の奥から、いろいろ調べ上げたあげく、1週間分の様々な種類の風邪薬（解熱剤、抗炎症剤、去痰剤、抗生剤など）が処方されます。場合によっては、やはり1週間分の胃薬まで出されます。

お医者さんたちのこの不合理な考え方をバカバカしいと思う人は多いと思いますが、彼らが大学の医学部で学んだ医療には「病は気から」という考え方は入っていないのです。

むしろ、「病は気から」というあいまいなもの、目に見えないものを排除して、確かめることのできる確実なデータだけを使って、医療を行なうという「科学的メソッド信仰」とでも呼ぶべき考え方だけを基にしているのです（これをEBM＝科学的根拠（E）に基づく（B）医療（M）と言います）。

このような考えの下に医学を学んだ人たちには、患者さんたちの心理的、精神的状態といったあいまいなものは、無視するか、極端に軽視するしかないのです。まして や患者さんの家族の心理的状態や行動を考えて、がんの治療に生かすということは、考える余地などあるわけがありません（日本の医学部の授業では、アメリカの医学部の授業で一般にあるように、人間の精神を研究するために、文学書を読ませるなどということをしているとは聞いたことがありません）。

［患者を前向きにするプログラムの開発］

こう考えると、サイモントン博士なんて、ふつうのお医者さんの、ちょっと敏感なだけの人なんじゃないのと、思われるかもしれません。

でも、サイモントン博士のすごいところは、ただ、「がんの回復には大いに患者さんの精神的状態、心理的状態が関係しているな」と思っただけでなく、「じゃ、患者さんたちの気持ちを上げて、前向きにする方法があるのか、考えてみようじゃないか」といろいろと考え始め、そのうち、その考えた断片的なものをまとめ上げて、1つのプログラムを作り上げたところなのです。

この作り上げたものが広く「サイモントン療法」と呼ばれるものです。

この「サイモントン療法」というプログラムの内容に入る前に、このプログラムを作る基となったサイモントン博士の人となりと考え方について、いろいろ考えてみましょう。

［やさしく、しかも悲しげな目］

サイモントン博士に初めて会ったとき私は、とても東洋的な人だなあと思いました。

私は自分の受けた印象を意外だと思いました。

なぜなら、写真で見るサイモントン博士はいわゆる白人そのもので、西洋の科学者に典型的な風貌（ふうぼう）をしていたし、経歴としては、アメリカの医科大学の放射線科を卒業し、もともとは放射線治療の専門家という、アメリカの医学界の最先端をいくような人だったからです。

このような、がんの3大治療の権化（ごんげ）のような人が、なぜがんの治療にカウンセリングというあまり科学的ではないのかもしれない治療法を取り入れる研究をし、実践しているのか、私は深い関心をもっていました。

新薬の研究、開発にたずさわっていながら、その研究者の道を離れて、がんの心理的、精神的治療に向かおうとしていた自分の生き方と重なるものがあったので、博士への私の関心は一段と強いものだったのです。

最初の印象は、博士の独特の目から伝わってきました。非常にやさしい光を放っているのに、悲しげな色が感じられたのです。

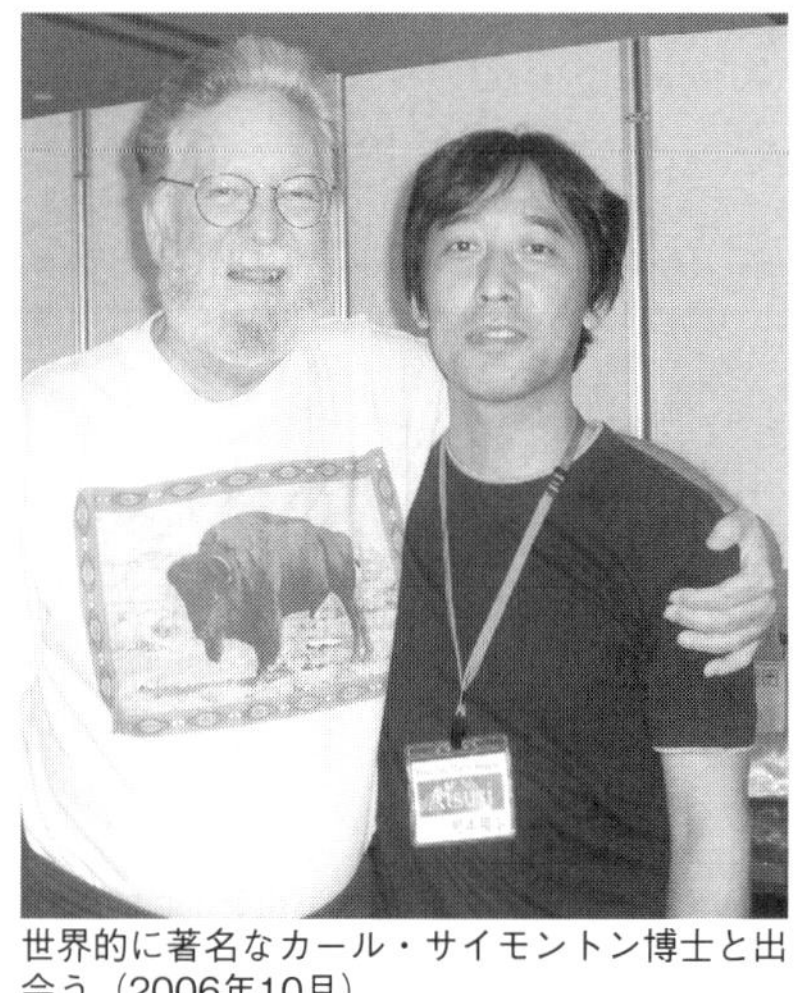
世界的に著名なカール・サイモントン博士と出会う（2006年10月）

博士のその目は、苦しみながら元気良く生き続ける人、苦しみながら死の道へと一歩一歩進んでいく人、がん患者の希望と絶望と、喜びと悲しみや淋しさ、そんな運命をしっかりと見つめている人の目なんだなと、私が気づいたのは、それからしばらくしてからでした。

博士はアメリカの空軍医療センターなどで医療にたずさわっていたという経歴から、いかにもアメリカ人らしい、良くも悪くも、すべてをもっと割り切った、単純な人ではないかと思っていたのです。

「東洋的な人」が築き上げた「サイモントン療法」

私は博士の目を見たとき、東洋的な人ではないかという印象を受けたと書きましたが、そのまなざしからだけでなく、博士の声を聴いたときも、同じような印象を受けました。博士の声は、やわらかく、かすかにかすれていて、その英語の発音は、私のような英語が得意でない、ふつうの日本人にとっても、とても聞き取りやすいものでした。

そんな博士の話す声を聴いていると、東洋のどこか禅僧の言葉でも聴いているような気がしたのです。

西洋の科学はまさにそうなのですが、すべてを原因と結果で割り切り、その因果関係の研究や分析から得たものだけを信用するというのが基本です。この因果関係から外れたものは認めません。

私たち東洋人はすべてに対してもう少しルーズなところがあります。厳密な因果関係だけでは、説明できないところは、「縁（えん）」だとか「運命（さだめ）」などという考え方を持ち出して平気でファジイ（あいまい）な結論を出したりしています。

この2つの考え方、あるいは感性は、両方ともいいところもあれば、欠点もあります。

実際、お互いに影響し合い、からみ合いながら進んでいるように思えます。西洋の科学をマスターし、高めた人たちほど、この現象に気づき、東洋的思想、東洋的感性を取り入れようとしているように思えます。西洋的思考や感性では、苦しみや悲しみは悪だと考え、感じます。そんな悪はないほうがいいに決まっていますから、その結果、苦しみや悲しみは少しでもなくそうとし、排除しようとします。

東洋的思考や感性では、苦しみも悲しみも、ただ悪として排除しようとするだけでなく、それらの一見マイナスでしかないものも、受け入れ、包み込もうとするところがあります。

苦しみや悲しみのような、一見マイナスでしかないものにも、どこか重要なものが隠されているのかもしれないとさえ思うこともあります。

東洋的思考あるいは感性では、がんという病気が呼び起こす、苦しみや悲しみ、その究極に訪れる死、このような西洋的思考では、ただ排除すべき悪、あるいはマイナスでしかないものもいったんは受け入れ、包み込めないだろうか、そうすれば、その悪にしか思えないものにも、なにか深い意味が隠されているのがわかるかもしれない、そのように考えることさえあるような気がします。

私たちの国、日本には、とくに定期的に地震という恐ろしい災難が襲いかかるため、私たち日本人には、（東北大震災の直後に見られたように）災難でもいったん受け入れてから、それから対策を考えようとするところがあると言われますが、これこそ東洋的な受容という感性の1つの表われでしょう。

私がサイモントン博士から「東洋的な人」という印象を受けたのは、博士の中に、このような東洋的思考や感性、受容の感覚が感じられたからだと思います。

この「東洋的な人」また「受容の人」という博士の印象は、博士が考案し、築き上げた「サイモントン療法」というものを理解するのには基本的であり、とても重要なキーワードだと思われます。

［がんの恐怖で見えなくなっている］

サイモントン博士は、がんの症状のデータが同じ患者の間でも、がんが縮小し、元気になる患者もいれば、そのまま悪化して、不幸にも亡くなってしまう患者もいることに留意し、この奇妙な現象は、個々の患者の心理的状態によるのではないかと思い、いろいろ研究したところ、生きようとする希望の強い人、人生に前向きの人が、そうでない人より、がんを克服して、生存し続ける確率が高いという結論を得るに至ったのです。

正直なところ、この結論はそれほど驚くべきものではありません。

むしろ、サイモントン博士が得たこの結論は、きわめて常識の範囲内のことと言ってもいいかもしれません。

このような、常識的な観察が、驚きをもって迎えられたということこそ、それこそ驚きということになるのではないでしょうか。

この事実は、がん医療という世界が、がんという病気の恐ろしさにすくんでしまって、心が凍りついて、まさに目に見えるデータ以外は考慮に入れることすらできなくなってしまっているということを物語っているだけかもしれません。

その結果、今でも、手術、抗がん剤、放射線治療の3大療法だけを過信してしまっているという現象が起きているのでしょう。

「「がんが伝えるメッセージに耳を傾けよう」」

サイモントン博士の本当にすごいところ、本当に画期的なところは、一部のがん患者が見せる生きることへの強い希望や人生に前向きな気持ちが強い人ほど、がんをただ怖い、憎むべきものとして遠ざけ、消し去ろうとするのではなく、なぜか自分の内部に芽生えたこのがんというものを理解し、受け入れ、どうかかわっていくべきか、考える傾向にあるということに気づいたことだと、私は思います。

要するに、ただ、この恐ろしいがんは一日も早く取り去ってもらおう、とだけ考えるのではなく、「このがんという恐ろしい、奇妙なものを、自分が育ててしまったということは事実だ。でも、自分になぜこんなものが育ってしまったのであろう。これまでの自分の生き方にはどんな問題があったのだろう。このがんという恐ろしいものから、いったい自分はなにを学び取ったらいいのだろうか」などと、考える人こそ、生きることへ強い希望をもち、人生に前向きな気持ちをもっている人だということなのです。

博士は「がんからただ逃げようとするのでなく、がんを受け入れ、そのがんが私たちになにを伝えようとしているのか、耳を傾けよう」と言っているのです。

ここからはまさに私の個人的な考えですが、サイモントン博士がこのような考えをもつようになったのは、サイモントン博士の中に、東洋的な受容の心があったからではないだろうかと思うのです。

［問題が起きたらチャンスと思え］

この博士の考え方には違和感を覚える人もたくさんいると思います。

私たちはがんを宣告されたら、ただなんとかしてがんを治そうと、あるいは除去しようとするだけで、そのがんを受け入れて、このがんはいったいなにを自分に警告しているのかな、などと考えるなんてことはないように思えます。

「そんな、がんを受け入れようなんて、まったくありえないし、無意味なことでしかない」というのが、多くの人が考えていることかもしれません。

でも、がんという病気から少し離れて、私たちの日常生活を振り返ってみれば、この「がんを受け入れよう」という考え方はあまりめずらしいことではないことがわかります。

会社を経営している人の中には、なにか問題が起きたら、ただ「そんな問題、すぐに処理すればいいんだ」とだけ考えて、その問題が会社に与えている警告については、なにも考えない人もいるかもしれません。

反対に「うちの会社にこんな問題が起きるなんて、うちのやり方にはどこか良くないところがあるんじゃないだろうか」と考えて、いろいろ手を打とうとする経営者もいるでしょう。

また、この頃よく聞くことですが、お客様からクレームがくると、ただ「そんなクレームうっちゃっとけよ」とか「まあ、適当に相手して返して」くらいにしか考えない経営者もいるし、反対に「このクレームってものこそ、うちの商売の至らないところを教えてくれているんだ。会社経営にとってはすごい宝なのだ」と考える経営者がいるとのことです。

このように、会社に問題が起きたとき、またクレームが寄せられたとき、ただその問題やクレームをすばやく処理することだけ考えている経営者よりも、その問題やクレームを生む原因まで考える経営者のほうが、経営者として希望に満ち、前向きで、積極的なタイプだろうし、同時に、このような経営者が経営する会社のほうが生き残る可能性は高いだろうということは、誰でも思うでしょう。

要するに、こういう経営者が経営する会社のほうがそうでない経営者の会社より、健全だということです。

また、家族の中に引きこもりになる子どもが出たとして、ただその子どもに外に出て行くことばかり強いる親よりも、なぜ子どもが引きこもりになってしまったのか、自分も含めていろいろ問題点を考えてみる親のほうが、親として希望に満ち、前向きで、健全な親だとは誰でも思うでしょう。

私がこのような医学とは関係ない例を挙げたのも、サイモントン博士の一見突拍子な考え方も、がんというものを離れてみれば、私たちが日常生活でふつうに考え、行なっていることの延長線上にあるのだということを示したかったからです。

ここで、サイモントン博士が示した考え方について、具体的に見ていくことにしましょう。

［がんが私たちに伝えているものとは？］

がんだけではありません。見方を変えれば、病気というものは、すべて私たちになにかを伝えてもいるのです。たとえば、熱が出たとすれば、体が疲れすぎていて、少し休みなさい、と伝えているのかもしれません。

胃腸が痛いというときは、食べたものが良くないのか、食べ方が悪いのか、それとも、なにかの細菌かウィルスが悪さをしているのか、そんなことが私たちの体内で起きているのだということを伝えてくれてもいるのです。

がんも同じです。では、がんは私たちになにを伝えようとしているのかと言えば、一言、「あなたは自然から離れた生き方をしている」ということです。同時に、「あなたは自然から離れた生き方をしているので、あなたの免疫力は下がっていて、自然治癒力は低下してしまっていますよ」ということも伝えてくれているのです。

西洋医学の父、ギリシャのヒポクラテスは「自然から離れるとその分だけ病気に近づく」と言っています。

健康とは自然に生きている状態なのだ、ということでもあるのです。

自然と調和して、自然に生きている間は、私たちの心身両面において、免疫力が強く保たれ、自然治癒力が高い状態にあるのですが、自然から離れるにつれ、私たちの心身両面において、免疫力が下がり、自然治癒力も下がってしまうということでもあるのです。

では自然とはなにか？　自然とは、私たちを囲む環境のことだとも言えますが、私たちの本性(ほんしょう)もまた自然というものではないでしょうか。

ということは、自然に生きているということは、環境に適応して生きているのと同時に、自分の本性に矛盾しない形で、自分の本性に逆らわずに生きているということでもあるということです。

【自分の本性がわかる人なんているの？】

ここで重要になってくるのが、では、いったいあなたの本性とはなにか、ということです。言い換えれば、本当のあなた自身とはなにかということでもあります。自分のことですから、誰でもわかっているような気もしますが、実際は「あなたの本性はなに？」あるいは「本当のあなた自身はなに？」と問われて、即答できる人はとても少ないでしょう。

世の中には様々な人がいます。1人で暮らすのが合っている人、いつも人と交わって暮らすのが合っている人、家族をもち、子どもを育てて生きるのが合っている人、会社員のように組織の中で仕事しながら暮らすのが合っている人、職人として自分の技術だけを頼りに暮らすのが合っている人、知的な仕事が合っている人、お金儲けだけ考えながら生きるのが合っている人、単純作業の繰り返しが合っている人……。

このように様々な人たちに、「本当のあなた自身とはなんですか？」と聞いてみても、たぶん誰も明確に答えられないでしょう。

ましてや、「今あなたは本当の自分に合った生き方をしていますか？」と聞いても、「どうなんですかね。こうやっているんだから、まったく自分に合っていない生き方をしているわけでもないんだろうけど、全然違う生き方をしても良かったかな、なんて思うこともあるし……」などと、あいまいな答えしか返ってこないでしょう。

実際、自分の本性や本当の自分、そんなものはわからずに生きているのだと思います。ましてや、自分が自分の本性と合った生き方をしているかどうか、明確に答えられる人はきわめてまれだと思います。

「本性に合わせて生きていないとがんになる」

私たちは自分の本性とはなにかが、実際にはほとんどわからないのですから、自分がいったい自分の本性に合った生き方をしているのかどうか、わかるはずがありません。

でも、1つだけあなたはあなたの本性に合った生き方をしていない、とわかることがあります。

とても冷たい言い方に聞こえるかもしれませんが、もしあなたががんになったとすれば、あなたはあなたの本性に合った生き方をしていないということなのです。

がんというものは、「これまでのあなたの生き方は、本当のあなた自身には向かない、あなたの本性には合わない生き方をしているんじゃないの」とあなたに告げているのです。

サイモントン博士はやさしい人ですから、ここまで冷たく言い切ってはいませんが、博士の言わんとすることはまさにこういうことなのです。

「あなたは自分の本性に合った生き方をしていなかったから、あなた自身、自然から離れて生きていたので、免疫力、自然治癒力が低下し、そのためにがんになってしまった。がんはあなたの今までの人生について教えてくれているんだよね。このがんという病気になったことをきっかけに、人生に対する考え方、生き方を変えようじゃないか。そうすれば、また免疫力や自然治癒力が回復して、がんは姿を消すということもいくらでもあるんだから」と、博士は言っているのです。

［自分自身との敵対をやめて和解を目指そう］

もしあなたが不幸にもがんになったら、あなたはこれまで自分の本性に合った生き方をしていなかったという可能性がとても強いのです。

自分の本性に合っていない生き方をしていたということは、本当の自分自身と敵対しながら生きていたとも言えます。

自分自身と合わない生き方、敵対していた生き方をしていたということは、あなたの心身の内部に自然に備わっていて、自然に機能していたはずの免疫力や自然治癒力とも敵対していたということになります。

これでは、あなたの内部の命の守護神である、免疫力や自然治癒力がうまく働かないのも当然なのかもしれません。

あなたの免疫力や自然治癒力は、あなたの体内のどこかに芽生え(めば)たがんを、まだ小さな芽のうちに、上手に食べてしまうという、あの神のような技を発揮することができなくなってしまっていたのです。

あなたが自分と合わないことばかりやるので、ふてくされて、サボタージュ（怠(なま)ける）を起こし、働きの悪くなったこの免疫力や自然治癒力をもう一度活性化しなければなりません。

そのためには、あなたは本当の自分自身と敵対していた生き方を改めて、もっと自分の本性に合った生き方を始めなければならないのです。

要するに、自分自身との敵対をやめて、和解を目指さなければならないのです。

［あなたが本当に好きなことってなに？］

自分自身と和解するには、まず本当の自分自身とはなにか知らなければなりません。本当の自分とはなにか、自分のことだからわかっているはずだと思う人もいるかもしれませんが、実際は本当の自分をわかっている人などわずかしかいないでしょう。

まず一番大事なこと、あなたが本当にやりたいこと、本当に好きなことはなにかはっきり答えられる人はどれほどいるでしょうか。

仕事を取り上げてみましょう。本当に、自分がやりたい仕事を、自分のやりたいようなやり方でやっている人など、たぶんほとんどいないでしょう。

私自身まさにそうだったように、他人から見れば、その人自身がやりたいことを、生きがいをもってやっているように見える人でも、本人は「おれが本当にやりたいことは別なんだよな」なんて思いながら、ずっと仕事を続けているなんてことはいくらでもあります。

結婚生活も同じです。心から愛する人と結婚するってことは、実際にはそれほどないことだし、運良く本当に好きな人と結婚できたとしても、その人との結婚生活が自分の望むどおりのものだなんてことは、それこそまれなことです。

私たちの生活には好きなこともあれば、好きでもないこともあり、私たちはいつもどこか自分をごまかしながら、自分に適当な言葉をかけ、納得しようとしながら生きているのが実情でしょう。

このように、私たちの大部分は本当の自分自身などほとんどわからないまま、自分が本当にはなにを望んで生きているのかわからないまま生活していて、実際はやりたくもないことを毎日やっているのでしょう。

でも、多くの人はこのような自分の思いどおりにならない生活を送っていても、心でも身体でもどこかで自分自身と折り合いをつけて、生きているのだと思います。

折り合いがついているので、極端に免疫力や自然治癒力が低下することがないので、その結果がんを発症しないで生きているのです。

また、不幸にしてがんを発症してしまった人も、自分自身との折り合い、あるいは和解を取り戻して、その結果、自然治癒力を再び活発にして、がんを縮減することに成功しているのだと思えるのです。

この自分自身と和解する方法の1つが、自分が本当に好きではないことはできるだけやらずに、本当に好きなことを多くやることです。

ここで問題が、ではどうやったら自分が本当に好きなこととはなにか、あるいは本当の自分自身とはいったいなんなのか、探り当てることができるのだろうかということです。

[メディテーションの力]

メディテーションはよく瞑想なんて訳されます。考えをいろいろめぐらすことですが、ふつう私たちが日常的に考えているのとは、違う種類の考え方です。

私たちは毎日、目を覚ましてから寝付くまで、いろいろ考えながら暮らしています。でも、この日常的な考えの中では、私たちは「今日は新規の会社訪問があるので、どんな服装をして行こうかな」とか、「部長には昨日の会議について、どのように報告しようかな」とか、「最近、子どもは肉ばっかり食べているから、おかずは魚にしよう」とか、そのような仕事のことや、生活のことなどについて、具体的に、実際的に考えているように思えます。

メディテーションというのは、こういう私たちが日常的に行なっている考えとは異なります。メディテーションは一般的な実用性ある考えではなく、言ってみれば、考えること自体が目的ともいうべき考え方です。

言い換えれば、メディテーションをしているとき、私たちは一人ひとりが哲学者になっていると言ってもいいかもしれません。メディテーションとは哲学することなのです。

では、哲学の目的とはなにかと言えば、そんなものはなくて、ただ哲学するために哲学しているとでも言えるのかもしれませんが、もし仮に目的があるとすれば、あまり実用性のない真理とでも呼ぶものを発見することでもあります。

この場合の真理とは、いったい自分自身とは何者で、自分自身がやりたいこと、自分自身が生きたい生き方とはなにか、そんなことについて、少しでも知ることとも言えるでしょう。

相談者からの手紙 10

日常生活の中のメディテーション（1）

「私は公園の横の駐車場にクルマを止めたとき、高校生の娘の二学期の成績があまりにひどいと担任の先生に告げられたときのことを再び思い返していました。

私はクルマを降りると、歩きなれた公園の中をゆっくり歩きだします。最初はただ散歩でもしようと思っていただけなのですが、そのうち歩き方もゆっくりになり、いつのまにか深く考え始めました。メディテーションし始めたのです。

娘の友だちや担任の先生のことや塾の先生など、私の考えは取りとめもなく、いろいろな方向へ進みますが、またさっきから気になっていた娘の成績のことに戻ります。

娘の成績があまりにも悪いので、今の塾はやめて、家庭教師をつけたほうがいいか、その際、学校の先生に相談したほうがいいか、それとも娘とだけと相談するほうがいいか、そんなことを『なぜあの子は勉強ができないんだろう』というつも考える疑問といっしょに、沈んだ気持ちで考えていたのですが、突然、娘のことから、自分の若い頃のつらい思い出に思考が飛びます（著者注：このように、ちょっとした連想で、勝手に思考が飛ぶのがメディテーションの特徴の1つです）。

私は自分が20代前半の頃、付き合っていた男にふられたことをいやな気持ちで再び思い返し、『あのとき、あの人とうまくいっていて、もし結婚なんてことになっていたら、自分はどんな人生を歩んでいただろう』なんて考え、いろいろな結婚の可能性をイメージします。

ときどき、『そうだ、自分には本当の魅力がなかったから、美人じゃなかったから、あの男にふられたんだ』なんて思って、いやな気持ちは増幅するけど、今の夫との結婚生活を考え、『あんな男にふられたから、私は今こうしてけっこういい結婚生活を送っていられるんだ。あんなミュージシャン気取りの男といっしょになっていたら、どうなっていたかわからないじゃない？　私ってけっこううまく生きて来たんじゃないの？　けっこう頭いいんだ』などと考え、気を取り直します。

それから、私の脳裏には自分の良いところ、悪いところなどいろいろなイメージがよぎりますが、それから私のイメージは両親に飛び、夫婦で不動産屋をやっていた両親の姿を思い浮かべ、『あの人たち、お金儲けはうまかったみたいだけど、学校の勉強はできなかったって言ってたな。でも、ああいうバカな人って魅力ないな』なんて、ふだんよく考えることをまた考え、すると娘が勉強できないのも、自分が勉強ができなかったからで、自分が勉強できないのは、親が勉強できないからで、『結局、DNAってことよね』などと考えると、気は楽になります。

私は『あの男にふられたのも、頭が悪かったせいかな』なんて関係なさそうなことを考え、『私が美人じゃなかったからとは限らないんじゃない？』なんて考えて、なぜか一層気が楽になります。

すると、そのうち、『まあ、いいか。あの娘だって、テニスのほうは選手なんかやっちゃってけっこうがんばっているし……』なんて娘の良いところに考えが及び、『結局、あの娘の人生なんだから、あの娘が望むように行くのが一番ってことよね』などと考え、さっきまで重かった気持ちが晴れるのを感じます。

公園を出てクルマのハンドルを握る頃には、『夕食のおかず、なにがいいかな。娘が好きなイタリアンなんかをつくってやろうかな』なんて考えています」（K・Yさん　女性　40代　東京在住）

［メディテーションで前向きになる］

K・Yさんは簡単な瞑想の中で、いくつかの小さな真理に至ります（これらの小さな真理は、実際には今までに何度も発見されていることですが）。でも、重要なことは、彼女はまた自分の瞑想の力だけで、ということは自分の哲学の結果、また再び自分なりの真理に到達したということです。

彼女はまた再び、自分自身のこと、それに娘のこと、世間のことが、少しわかった気がし、少し納得がいったように思えます。

そして、この理解と納得の結果、彼女は心が晴れ、癒され、そうなると、自分がなにをしたいのか素直に感じられ、これから取るべき自分の行動を決めることができたのです（彼女はとりあえずは、娘に過大な期待はかけずに、親として愛情を注いでやろう、と決めたのです）。

もちろん、これはあまりにも単純な例ですが、メディテーションという、ふだん日常的にはそれほど行なわれない思考行動をすると、私たちは自分自身についてなんらかのことがわかるだけでなく、自分と関連した人たちや世界について、自分なりに理解し、自分なりに納得することがよくあります。

また、理解・納得ができると、心は軽くなり、癒（いや）しを感じ、考えや感情は前向きに、積極的になります。

これがメディテーションの力です。この際、この理解が、自分のメディテーションの結果でなく、誰か他人から一方的に教えられたのでは、このメディテーションの力はほとんど出てこないでしょう。

相談者からの手紙 11

日常生活の中のメディテーション（2）

「大腸がんになり、手術を受け、一応成功し、退院したのですが、その後の検査で肝臓に転移しているのが見つかり、抗がん剤治療を受けていました。

その頃はいつもがんのことばかり考えていて、病院で処方してくれる抗がん剤以外に、知り合いがもってくる、がん抑制効果があるというサプリメントなど飲んだり、なぜかがんを抑制するというヨガのような体操をしてみたり、していました。

そんなとき、高校時代、仲の良かった山田君がもう3年ほども前に、私と同じ大腸がんで亡くなっていたということを知りました。

私は、自分も山田君と同じようにそのうちがんで死ぬのかなと思いましたが、同時によく山田君のことを考えるようになりました。高校の頃は2人とも美術部に所属していたんですが、美術よりも、学校の文化祭などのイベントでがんばったのを覚えています。

あの頃、まだあまりなかった、ダンスパーティやジャズのライブをやり、女子生徒を集めて楽しんでいました。

山田君は高校の頃から見せていた美術のセンスを生かして、大学を出て数年後、アクセサリーや安い美術品の輸入会社を立ち上げました。その後、仕事はうまくいき、かなり稼(かせ)いでいたのを聞いていました。

反対に私はずっと信用金庫に勤め、地味なサラリーマン稼業をコツコツ続けていました。山田君へ憧(あこが)れをもつと同時に、自分自身に劣等感を感じないではいられませんでした。

私は山田君ががんで亡くなったということを知ったときから、山田君の生き方と重ねたりしながら、自分の人生を何度も振り返るようになりました。もちろん、こんなふうに自分の人生を考えたのは、そのときが初めてでした。

自分はつまらない人生を送ったな、とも思えたし、まあ、人それぞれ生き方があるんだし、と思えたり、山田君のように自分もがんで死ぬのかなと思うと、無性に怖くなったり、反対に山田君もがんで亡くなったんだから、俺ががんで死んだとしても、これもなんかの縁かななんて思って、怖くなくなったり、そんなことを繰り返していました。

そのうち、そうだ、高校の頃、山田君といっしょにやっていたことをもう一度やってみようという気持ちが突然起きたのです。私は山田君とのことを何度も考えているうちに突然、明るく前向きな気持ち、将来へポジティブな気持ちをもつことができたんです。

私はまず近くの地区会館でやっているダンス教室に通って、長らくやっていなかったダンスを再開しました。正直言って、ダンスはあまりおもしろくなかったのですが、ダンス教室で知り合った女性が俳句の会に連れて行ってくれて、生まれて初めて俳句というものを作ってみました。

そのうち、私は連句とでもいうのか、前の人が作った俳句の言葉や内容を受けて、次の人が俳句を作り、また次の人が同じように、前の人の言葉を継いで自分の俳句を作っていくというやり方を提案し、自分の作った俳句をただ発表するだけの俳句の会のほかに、連句の会というのを主催したところ、大いに受けたのです。

その後、俳句の会の人がやっている学習塾で、ボランティアで小学生相手に読書クラスを開き、しばらくするうちに、その読書クラスを広げて、父母や兄弟などを呼んで、小学生の朗読会を主催するようになりました。

変なことですが、俳句会、連句会、朗読会、読書クラス、それに時折開くダンスパーティと、今ではとても忙しくて、がんのことは考える暇がないほどです。

検査を受けてみると、肝臓がんはいつのまにか消えてしまっているとのことです」（H・Wさん　男性　60代　埼玉在住）

［メディテーションで自分を取り戻す］

H・Wさんの話には、メディテーションの強い力が溢れています。この男性は高校時代の親友ががんで亡くなったのを知って、自分の人生を振り返り始めます。

つらい思い出、にがい思い出もたくさんあるのですが、親友との温かい気持ちや思い出をかみしめているうちに、親友とやっていたことをもう1度やってみたいと思い始めます。

自分が本当に楽しかったことをもう1度やろうと思ったのです。この明るく前向きな気持ちがこの男性の人生を変えました。

男性は次から次へとおもしろいことをやり、人を楽しませ、自分も楽しみ、子どもの教育にまで行動を広げ始めたのです。

その結果、がんはいつのまにか消えてしまったのですが、この男性の人生を変えたきっかけは、親友と自分のことを何度も何度も、いやなことも拒(こば)まず、正直に、ゆっくり考えてみたことだったのではないでしょうか。

この2つのメディテーションは、日常生活の中で、誰もが無意識のうちに行なっているメディテーションです。言ってみれば、自然メディテーションです。

メディテーションはその人がなにかいやなこと、苦しいこと、つらいことなどにぶつかると起きます。そのつらいことや苦しいことをなんとか克服しようとして、その克服努力の一環としてされるのだと思われます。

同時に、そのつらいことや苦しいことから逃げようとして、いつのまにか姿を変えたり、姿を消したり、あるいは道に迷ってしまった自分自身を発見し直して、元に戻そうとしているとも考えられます。

確かに、この種のメディテーションは、私たちの心身が苦難にぶつかると発揮する、無意識のうちの自然治癒行動のようなものだと考えるとよくわかるでしょう。

でも、私たちは、仕事の合間などに、自分がこの種のメディテーションに入りそうになると、つい「こんなことをぼんやり考えているのは時間の浪費だな」などと思って、このメディテーションに入ろうとする自分を、意識的に止めようとしていることが多いのではないでしょうか。

私たちは、こうやって、精神的な自然治癒力を遠ざけてしまっているのかもしれません。

本当にもったいないことです。

「意識的に起こすメディテーション」

2つの例は、日常生活に無意識のうちに訪れる「自然メディテーション」だと考えられますが、メディテーションにはこのように無意識に訪れるものだけでなく、意識的な行為や考え方を使って、意識的に起こすメディテーションもあります。

このようなメディテーションは私たちの考えや感性を、自然の流れに任すのでなく望ましい方向へと導こうとするのが一般的です。

仮に「意識的メディテーション」と名付けてみましょう。この「意識的メディテーション」の力には、太古の昔から私たち人間は気づいていたようです。

宗教的祈り、ある種の呪文（じゅもん）、座禅のような精神統一法、ヨガなどはすべて、人間になんらかの刺激を与えて、その人の心の状態をある特定の方向にもっていこうとする行為ですが、これらのことが歴史的にも長い間行なわれているのは、それぞれそれなりの効果があるからでしょう。

これらの様々な「意識的メディテーション」が目指しているものは、簡単に言えば、心の平和、心の安定といったものです。

そして、この心の平和や安定は、私たちの身体の健康をも維持し、高めるということに、人間は大昔から気づいていました。心の平和と安定は、私たちの免疫機能を高め、自然治癒力を増進しているのに気づいていたのです。

がんの治療においても、心の平和や安定のような、精神的なおだやかさが大きな力を発揮するという、太古の昔から人間は気づいていながら、「科学的」になるにつれて、一時的に忘れていたこの事実にもう一度目を向け、この力をがん治療の一方法として活用しようとしたのが、サイモントン療法なのです。

太古の宗教的祈りからサイモントン療法まで、私たちがなんらかの形で活用していた、これらのすべての精神療法のキーワードは「健康の維持、増進」、要するに「免疫力、自然治癒力の増進」だったということ、この事実を忘れてはなりません。

以下は、サイモントン療法の中で使われている「意識的メディテーション」の一例です。

繰り返しになりますが、これらのメディテーションの目的はとくにがんを患(わずら)った人々の心の平和や安定を取り戻し、免疫力、自然治癒力を高めることにあるのです。

あなたに喜びがもたらされたとき、身体の中の細胞ひとつひとつが喜んで
エネルギーがみなぎり、そのエネルギーが癒しの力となり、
癒しの黄金の光となって、全身をくまなく巡ります。
あなたの身体の、そして心の癒されるべきところすべてを
簡単に包み込み、癒していきます。
あまたの喜びがもたされたとき、
それが癒しの、黄金のエネルギーとなって全身をくまなく巡り、

あなたの身体の、そして心のしこりをジワーッと溶かしていきます。
がん細胞を簡単に見つけ出し、包み込み、変質させて排除させていきます。
これはあなたが生まれたときから、あるいは生まれる前から
あなた自身に備わっている自然の力です。
あなたの身体が、いつもの自然な仕事をしはじめたときに、
がんは免疫細胞によって包み込まれ、排除させられていきます。

あなたに喜びがもたらされ、あなたがいつものあなたらしくなったときに、
身体がいつもの仕事をしはじめます。

そうすると、がん細胞は簡単に排除させられていってしまいます。

がん細胞は、今まで、一度も正常細胞を攻撃したことはありません。

がんは誤った情報を持って、誤った動きをして、混乱しながら増え続けてしまっている、
脆(もろ)くて、弱くて、いびつな細胞です。

がん細胞は私たちを決して攻撃したりはしません。

白血球は、常にがん細胞を包み込んで変質させ、排除していきます。

がん細胞は決して攻撃しません。

白血球が通常どおりの役割を果たして、あなたの弱いがん細胞に働きかけ、そのがん細胞をどんどん排除していくことを想像してください。


がんは私たちの身体がいつもの仕事をするだけで、消えていってしまう細胞です。


そしてもう一度、がんのメッセージに耳を傾けてください。

がんは私たちにいったい何を伝えようとしているのでしょうか。

がんは、私たちの大切な何かがバランスを失っているからそれを戻してください、と伝えています。


「自分に喜びをもたらすもの、深い充足感をもたらすもの、幸福感をもたらすものに取り組みなさい。

あなたに苦しみや痛みをもたらすものから遠ざかりなさい。

もっと自分自身に優しくなりなさい。

もっと素直になりなさい。

あるがままのあなたでいなさい」

がんはそんなメッセージを発しています。

(以上は、サイモントンジャパン副理事長、サイモントン療法認定トレーナーである、川畑伸子氏の『サイモントン療法』という本の中から、メディテーションの一部を抜粋したものです)

[メディテーションで心の平和と安定を]

がんを患っている人は、目を閉じ、リラックスした状態で、トレーナーのような信頼できる人がここに書かれたようなことを読んでくれたり、話しかけてくれるのに耳を傾け、自分の中でイメージを膨らませます。

イメージが膨らみ、強くなればなるほど、耳を傾けている人の気持ちには、自分の体内での自然治癒力への信頼が沸き起こり、強くなり、心には平和と安定がもたらされるでしょう。そして、同時に、体の中の細胞の働きが刺激され、免疫細胞が活発に働き始めるのです。私たち人間には、自分が自分で考えた意見だけでなく、他人から言われたことを信じ、影響されるところがあります。

今、例に挙げたメディテーションの内容にしても、多くのがん患者にとってはなじみなものではないかもしれません。でも、そのメディテーションの内容が、自分一人で考えたのだったら思いつかないものであっても、意外にもそれは大したことではないのです。

それが誰か権威のありそうな、信頼できそうな人から言われれば、その言葉を信じてみたくなるというのも、私たち人間の本性にはあるのではないでしょうか。

そして、言葉を信じた結果、私たちの心は変化し、その心の変化に呼応して、身体の働きも変化するということはよくあることなのです。よくあるどころか、この現象はほぼ実証済みのことなのではないでしょうか。

「自然メディテーションが機能しなくなるとき」

「自然メディテーション」は私たちが日常的に、ほとんど無意識のうちに行なっているメディテーションですが、このメディテーションはだいたいにおいてうまく機能していると思われます。うまく機能しているので、私たちは心身ともに、それなりに健康で生きていられるのです。

でも、だいたいにおいてということは、うまく機能しないこともけっこうあるということです。この「自然メディテーション」は少しでも変な方向へ進んでしまうと、そんな必要はまったくないのに、自分で自分を窮地(きゅうち)に追い込んでしまうことになりかねません。

先ほど挙げた例では、娘さんの学校での成績が悪いことを必要以上に苦にして、娘さんにテニス部をやめるように言って、親子の仲が悪くなるとか、自分も勉強ができなかったことから劣等感を高め、自分の家族を否定するような言動をし始めるとか、そんなことですが、実際、このような親子関係は世間に多く見られます。

もう1つの例で言えば、がんを患ったこの男性は、高校のときの親友ががんで亡くなっていたのを知って、ますますがんへの恐怖心を大きくし、がんのことばかりを考え、自然治癒力を低下させ、結果、がんが一層ひどくなったということも十分考えられるのです。

こういう人も世間ではめずらしくありません。

［意識的メディテーションの欠点］

「意識的メディテーション」は、よく訓練されたトレーナーが患者さん（クライアント）をある望ましい方向へ導こうとして行なうものですから、「自然メディテーション」のもつ大きな欠点はありません。

では、「意識的メディテーション」には問題はないかと言えば、そもそもそのようなメディテーションに上手に誘導してくれる人や、場所がとても少なく、なかなかそのようなメディテーションを経験したくてもできません（この基本的な欠点を補うため、サイモントン療法では、ＣＤを使って、どこでも手軽にメディテーションに入ることができるようにしています）。

次の欠点は、クライアントとメディテーションの導入を指導するトレーナーとが、考え方や感性において、必ずしも合うとは限らないということです。

トレーナーとクライアントがチグハグなままでは、両者の共同作業であるメディテーションへの導入は、いくらメディテーションの内容が良くても、いい結果を出すことはむずかしいでしょう。

それに、この形のメディテーションでは、トレーナーの主導の下で、クライアントの立場はどうしても受け身になってしまいますが、これもまた大きな欠点です。

［カウンセリングの大きな力］

メディテーション療法のもつこれらの欠点を補うと同時に、さらに大きな力を備えているのがカウンセリング療法です。

アメリカの著名な精神科医バーンズ博士は『フィーリング・グッド』という本の中で、百名ほどのうつ病患者に抗うつ剤とカウンセリング、それぞれ一方だけで行なった治療について書いています。

両方とも、約6割の患者のうつ症状が軽くなるのが見られましたが、抗うつ剤で治療されている患者は3、4週間でまたうつ病が元に戻り始め、一方、カウンセリングで治療されている患者は、その後もずっと効果が持続していました。

まず言えることは、カウンセリングとは、このように力のあるものなのだということです。

なぜならカウンセリングとは患者の心と直接触れ合い、患者の心に直接影響を与えることができるからです。そして、患者の心だけでなく、生活のいろいろな面にも影響を与えることができるからです。

このような患者への心身両方への影響は、薬物療法だけではできません。

［まず患者さんの言葉に耳を傾ける］

カウンセリングではまずクライアント（患者）に、自分の経験、考えていること、感じていること、なんでも自由に話してもらいます。

ここで重要なのは、カウンセラーがどこまで理解と共感をもって、クライアントの言葉に耳を傾けるかということです。

クライアントがふだんは、常識外れだとか、恥ずかしいとか思って言えないこと、またはふだんはあまり考えてもいなかったことまで、自由に話すようにさせるのが優れたカウンセラーということになります。

クライアントからすれば、自分の思いを自由に話すだけで、すでに大きなメリットが生じるのです。まず、ふだん言えないことまで実際に口に出して話すことで、気持ちが晴れ、軽くなります。

もっと重要なことは、クライアントは自由に多くのことを実際に口に出して話すことによって、自分にとってなにが重要なことなのか、自分でわかってくることです。

カウンセラーはときどきクライアントに質問をしながら、クライアントの心をさらに開かせ、ときにはクライアントの考えを、クライアントから見れば、意外な方向へと導いたりもします。

たとえば、「なぜあなたはがんになったのだと思いますか」とか「がんはなにをあなたに訴えていると考えますか」などという質問は、ふつうのがん患者さんはほとんど聞かれたこともないし、自分でも考えたことのないものではないでしょうか。

カウンセラーは、このような質問によって、クライアントに自分自身のことをもっと考えさせ、もっと多くの自分自身を発見する手助けをするのです。

また、同時に、クライアントが1人だけで考えていると、とかく陥ってしまうかもしれない暗い絶望の世界に無意味に入って行くのを妨げてもいるのです。場合によっては、カウンセラーはクライアントがそれまで考えたこともない世界へと導いていくこともあります。

このとき、重要なことは、クライアントが未知の世界へと導かれるとしても、カウンセラーが一方的にクライアントを導くのではなく、あくまでも両者の共同作業によって、両者の共同の理解や共感のプロセスを経て、未知の世界へと導かれるのだということです。

このようにして、カウンセリングという療法では、2つの種類のメディテーションの足りないところを補いながら、2つの種類のメディテーションを行なっているようなところがあるのです。

［カウンセリングをさらに発展させたサイモントン療法］

こうして見ると、カウンセリングが治療においてとても大きな力を発揮するということがわかると思います。

簡単に言えば、カウンセリングはクライアントとカウンセラーの間の、相互の信頼、共感、理解、希望を基本にして、自由に話し合いながら行なわれるのですが、サイモントン療法では、これに、いつくしみと生命への愛と畏敬（いけい）が加わっているように思えます。

これは、サイモントン博士の感性と思想、ひと言で言えば、人格によるものでしょう。

サイモントン療法では、このメディテーション療法、及びカウンセリング療法の原理を基礎にして、

○人間の本質と生きがい…喜びとは？生きがいとは？
○感情と身体のかかわり…健全思考へのアプローチ
○イメージ療法、イメージの力
○希望、信頼、内なる叡智（えいち）
○ストレスと病気の恩恵
○2年間の健康プラン
○死生観
○サポートとコミュニケーション
○健康維持について

など、様々な学習、グループ学習、グループカウンセリング、また様々なエクササイズを行ない、その後、参加者一人ひとりが自分の考えを発表し、その発表されたものについて、またグループカウンセリングが行なわれる……というような手法が用いられます。

［絵を利用したカウンセリング］

また、各自が絵を描くという手法もあります。

各自が自分自身の自由な発想で、自由なイメージで、次のようなテーマで絵を描くのです。

○自分の身体のイメージ、

○自然治癒力・免疫力のイメージ、

○自分が受けている治療や取り組んでいる療法「セルフケア」のイメージ、

○がんのイメージを描きます。

そして、各自自分の絵を発表したあと、

○自分のイメージで身体全体を描いているか？

○顔があれば表情はあるか？

○自分自身の絵の中に、腕や手のひらはあるか？　足はあるか？

○がん、治癒力、治療の力関係はどうか？

○その位置関係はどうか？

○どのような色を使っているか？

○自分の描く絵で気に入っているところはどこで、その理由はなにか？
○絵で変えたいところはどこで、その理由は？
など、質問し合います。

これらのグループカウンセリングを基にして、認定セラピストの助けを借りたり、ほかのメンバーの感想や意見を聞いたり、質問に答えたりすることによって、一人ひとりが自分自身について、とくに自分の心の中のあり方について、気づきを得たり、理解を深めたり、確認したりするのです。同時になにをどのように変えたらいいのか、考えていくのです。

この絵を使ったグループカウンセリングは自分自身について多くの気づきを得るだけでなく、ほかの人の絵を見て、その人についても多くの発見をし、それがまた自分自身についても新たに多くの気づきを得られるという、いい結果を生み出しているのです。

[宇宙エネルギーとのつながりに気づく]

サイモントン療法はこれだけではありません。サイモントン療法はたんなるカウンセリング療法の、さらに向こうにある、私たちの日常生活をはるかに超えたところまでを見つめ、そこから私たち人間とその医療を考えているのです。

私たちはふだん自分の内面とはあまり関りなく暮らしています。あなたがふだん関心のあることをいくつか挙げてみてください。

たぶん、あなたが挙げてみたことの大部分は、あなたの内面とは関係のない、あなたの外部にあるもの、物質的なものなのではないでしょうか。あなた自身のことであっても、たぶん、それはあなたの肉体上のことで、やはり物質的なことであるのではないでしょうか。

でも、サイモントン療法では、もっと私たちに自分の内面を見つめて、そして内面について関心をもって生きようと言っています。

私たちの内側の目に見えない部分には、私たちを幸せに導き、私たちを不幸から守ってくれるすべてがあるのです。私たちの目に見えない内部には、エネルギーが満ちていて、このエネルギーは常にバランスを保ちながら存在しているのです。

このバランスが保たれている間は、私たちは精神的にも肉体的にも健康だということなのです。

反対に、病気になってしまったというのは、精神的にも肉体的にも、このバランスが崩れてしまった状態のことなのです。

この私たちの内面の世界は宇宙のエネルギーとつながっていて、私たちが健康なときは、私たちの心身は宇宙エネルギーの原理、あるいは宇宙の意志と矛盾なく調和しながらつながっているということでもあります。

このように私たちの内面には、病気を未然に防ぎ、病気になってしまったら、それを治す自然治癒力があるというのも、この宇宙のエネルギーとのつながりを考えると、当然のことに思えてくるでしょう。

「死は日常生活の延長線上にある」

目に見える物質的世界から離れて、信頼の目で、目に見えない内面の世界を見つめると、私たち誰もが怖れている死というものも違ったものに見えてきます。

私たちは、死を今私たちが生きている世界とは別のなにかとしてとらえているように思えます。死とは、今私たちが楽しんで生きている日常とはまったく関係なく、その日常を根底から無にしてしまう、冷たい、恐ろしいものとしてだけ考えています。

とくに病院システムが大きくなった現在では、死は病院で迎えられ、病院で世話され、私たちの日常生活に関わりなく、目の見えないところで右から左へと処理されていきます。

このような状況で生きている現代人にとって、死は関心などもっても意味はない、遠くて、疎遠で、冷たいもの、できることなら考えたくもない、ただひたすら嫌悪すべきもの、でしかないのも当然でしょう。

でも、私たち人間が死というものを現代のように、私たちの日常生活とは関係のない、疎遠なものとして見ているというのは、実際は、わずかここ数十年間という最近の現象でしかありません。

太古の昔から、私たち人間は死というものを日常生活の中にあるもの、生きていることとの延長線上、いや、生きていることの中にあるものとさえ考えていたのではないでしょうか。

サイモントン療法では、死は日常生活の中、あるいはその延長線上にあるものとして考えています。死と、私たちが生きているこの日常生活は途切れているものとは考えずに、死と日常生活とはつながっているし、ある意味、お互いに混(ま)ぜ合ってさえいるものと考えているのです。

［肉体は滅びても魂は生き続ける］

このように考えると、今まで暗闇でしかなかったことが、すべて明確になってきます。

私たちは死んだらどこへ行くのかという、あの根本的な疑問にも、死んだら、ただちょっと別の世界へ行くだけで、その世界と現在の私たちの日常世界とは常に交流しているのだという答えが可能だと思います。

私たちは死を考えるとき、誰もが「良い死に方」をしたいと思うでしょう。でも、私たちは死をこの生きていることとは別のことと考えているので、「良い死に方」といっても、よくわかりません。

死を私たちが日夜生きている日常生活の一部だとして考えれば、すべてが明白になります。私たちは10年後、20年後、いい生き方をしていたいと思ったらどうするでしょうか。この瞬間、少しでもいい生き方をしようと努力するでしょう。そうすれば、10年後、20年後はもっといい生き方をしていると予想できるからです。

これと同じようにすればいいのです。もしあなたが穏やかに死を迎えたいのであれば日頃から穏やかな生き方をすればいいですし、愛する人に囲まれて死を迎えたいのであれば愛する人に囲まれて生きるようにすることです。

サイモントン療法では、このように死を生きていることと別個のものとは見ないで、死を生きていることと同じようなものとして受け入れているのです。

死ぬこととは、もちろん終わりではなく、ちょっとした旅立ちでしかないのです。死んだあとも、また別の世界が開けていると考えています。

死ぬということをこのように、新しい世界へのちょっとした旅立ちとしてとらえている、この解釈は、人類がこの世に誕生してから、ずっと死に対して抱いていたものです。

日本人の中にずっと続いている、たとえばお盆だとか、墓参りだとか、初七日だとか、四十九日だとか、そんな行事を思い出してみれば、日本人もまさにサイモントン療法が考えているように、大昔から考えていたということがよくわかります。

その基本にあるものは、たとえ肉体が亡びたとしても、私たちの魂は生き残るという太古から私たち人間が抱いていた信念にほかなりません。

［人間と自然とのつながりに感動！］

サイモントン療法は、この自然治癒力を高めるためには、すでに備わっている私たちの内面的力への信頼が必要だと言います。

そして、私たちの内面的力への信頼は、私たちの内面と宇宙とのエネルギー的、あるいは意志的つながりを信じ、信頼することによってよりよく得られるのです。

これらに対する強い信頼ががんを消すのです。

私は伊豆高原で行なわれたサイモントン療法の6日間に亘（わた）ったカウンセリングやトレーニングの合宿のあと、近くにある大室山に患者さんも患者さんの家族もスタッフも、みんなで登ったときのことを忘れられません。

患者さんの中にはかなりがんが進行した方が多かったし、中には末期がんの患者さんも何人か含まれていました。

「このようながん患者がはたして山に登れるのかな」と私は危惧（きぐ）していました。でも、山登りが始まると、スタッフや私のような、いわゆる健康な人たちにまったく劣ることなく、がんに苦しんでいるはずの患者さんが元気良く登ってくるのです。

それだけでも、私は驚いてしまったのですが、頂上に辿（たど）り着いたときには、はた

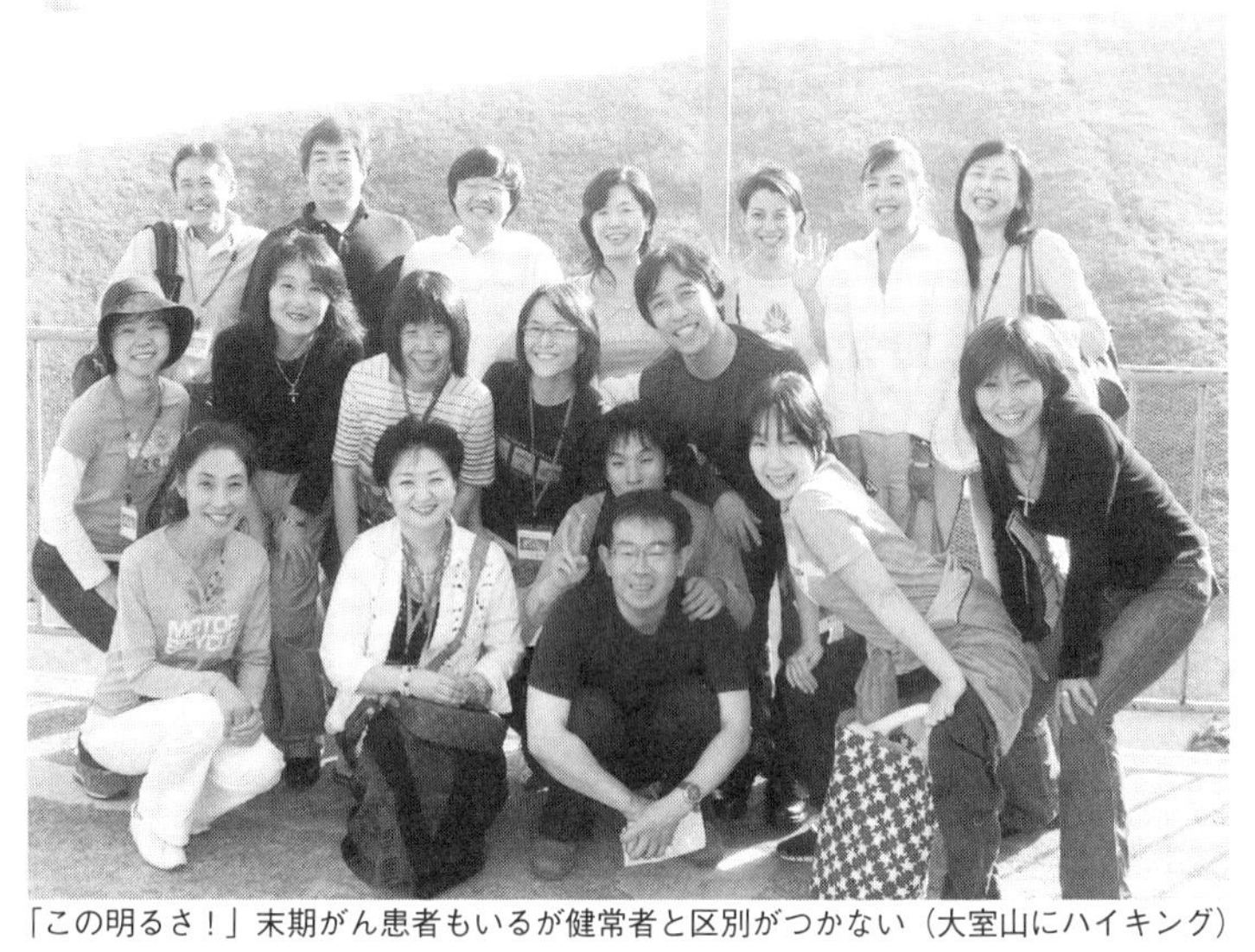
「この明るさ！」末期がん患者もいるが健常者と区別がつかない（大室山にハイキング）

してどっちががんを患っていて、どっちが健常者なのか、さっぱりわからない状態になっていたのです。

この患者さんの力強さを見たとき、私は驚くと同時に、自然に対する畏敬、宇宙に対する畏敬、そしてそれらと私たち人間とのつながりに畏敬を感じ、強く心を打たれたのをよく覚えています。

私はあの瞬間ほど、人間と自然の力とのつながりに強い信頼を覚えたことはありません。

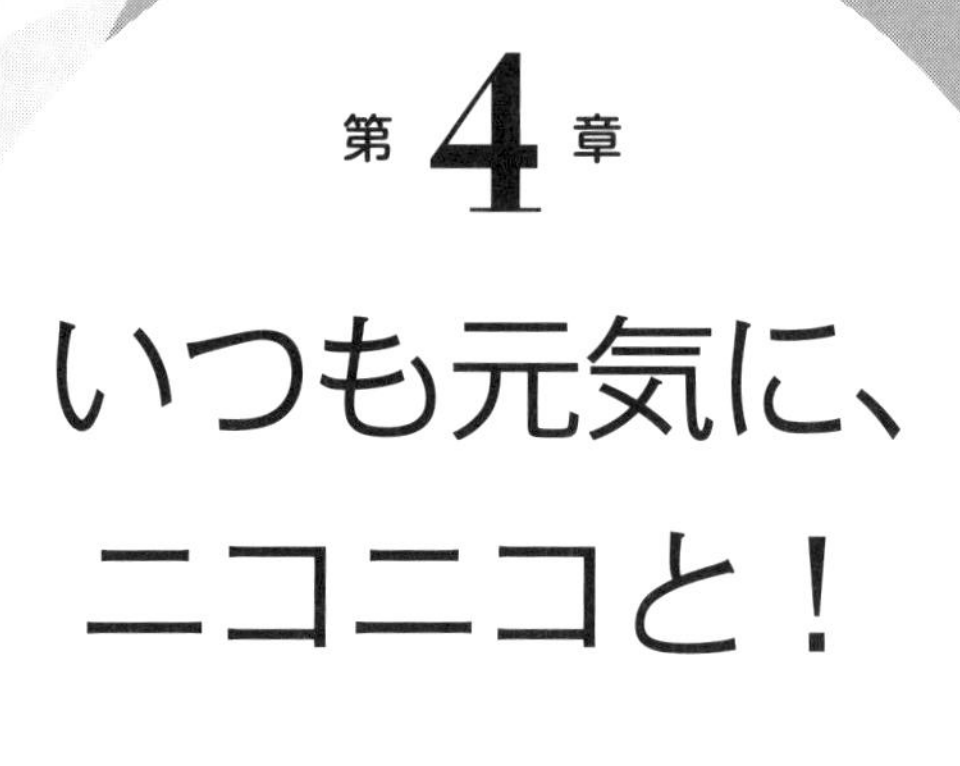

第4章

いつも元気に、ニコニコと！

カウンセラーをしていると、がんを患っている様々な人が相談に見えます。この相談者の反応もまた実に様々です。

私はほとんどの相談者に、食事療法として、玄米を食べることを勧めます。

「お米には元来、細胞を元気にするたくさんの栄養素が入っているんですが、私たちはその貴重なお米を精製して、白米にして食べてしまっていますよね。もともとの玄米のまま食べれば、本当にがんを予防する効果があるんですけどね。近年ＢＲＡとかＢＲＦと呼ばれる物質が抗がん作用があることが確認されています。このＢＲＡやＢＲＦはちょっと特殊な炊き方をしないと効果を発揮しません。今、玄米の抗がん作用を発揮させながら美味しく食べる炊き方をお教えします」

などと、説明書を渡しながら言います。

私のこれだけの説明にも、相談者によって、反応が大きく異なります。

【新しい経験を喜んで迎える人】

まるでなにか新しいおもちゃでも見せられた子どものように、説明書を手にすると、目を輝かせながら、興味深げに見る人もいます。

今までほとんど食べたことのない玄米を食べるということに、なにか小さな冒険のようなものを感じているのかもしれません。新しい経験に、それが自分にとっては新しいことだというだけで、小さな喜びを感じるのかもしれません。

それとも、玄米を食べれば、自分のがんが少しでも抑制される、あるいは転移などが起きにくくなるかもしれないということに、興奮や喜びを感じているのかもしれません。

このような反応を見せる相談者は、玄米の調理の仕方から、どんな雑穀を混ぜて食べると美味しいか、どんな料理と合うかとか、その後、なんでも聞いてきます。

もちろん、がんに良いほかの食べ物の話でも興味深げにいろいろ考え、いろいろ質問してきます。

それだけではありません。たとえば、「なぜあなたはがんになったのだと思いますか」などという、たぶん誰からもされたことのない質問を向けられても、いやがることなく、積極的に答えようとします。

まるでそのような意外な質問をされたことを1つの楽しい経験ととらえて、問題がたくさんあると思われる自分のこれまでの生活を、興味をもって自分から振り返ろうとするのです。

ある60歳の胃がんを発症し、手術を受けたあと、抗がん剤を服用しているという男性は、カウンセリングのとき、次のように話しています。

「自分では仕事を楽しんでいると思っていましたけれども、もちろん、仕事ですから大変なこともあったけど、それを特別ストレスと感じていたとは思えなかったような気がしますけど、今改めて野本先生の前で考えてみると、それはみんな自己欺瞞(ぎまん)とでもいうのか、自分にウソを言っていたのかもしれませんね。

自分は仕事が好きなんで、ストレスなんかないんだ、仕事がいくら大変でも、俺は人生を楽しんでいるんだって、自分にむりやり思い込ませていたのかもしれません。人間って自分の人生を楽しんでいないと認めてしまったら、それこそ終わりじゃないですか。それこそ負け犬の生き方って感じで……。

だから、一生懸命に自分は自分の仕事や生き方を楽しんでいるんだ、ストレスなんて感じちゃいないよ、なんて強がってね。でも、頭はごまかせても、身体はごまかせないんで、私はこうやってがんになっちゃったわけで、がんが生き方を変えろって教えてくれたんですかね、もっと自分に正直になれって。自分に正直になるって意外にむずかしそうですよね、なにしろ、自分では自分てどんな人間かわからないんですからね。

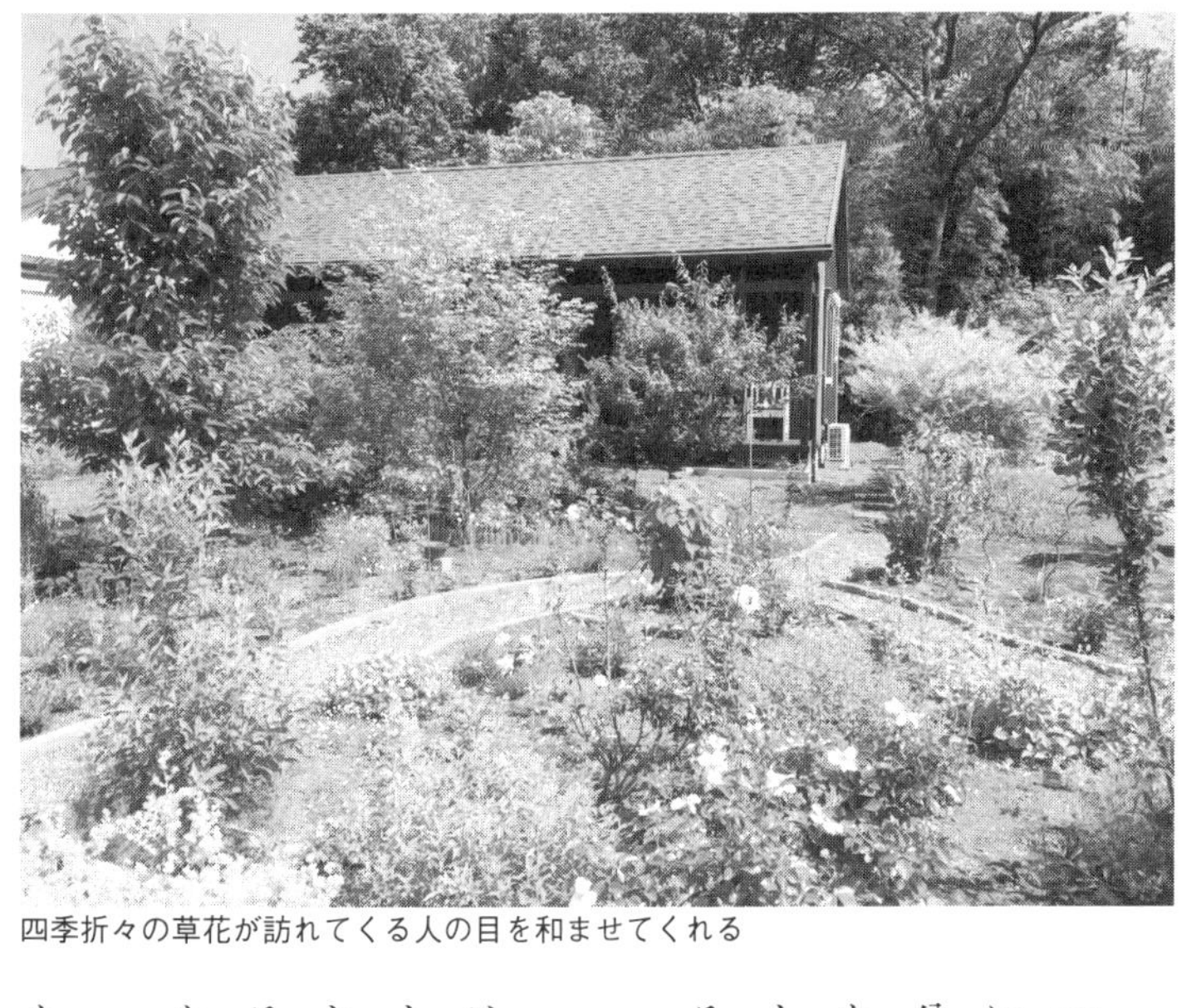
四季折々の草花が訪れてくる人の目を和ませてくれる

それに、人間はいつもウソばかりついていますから、とくに自分自身にウソばかりついていますから、自分がわからなくなっちゃうんですね。なにか、突然、がんは偉大な教師なんだなんて思えてきましたね、バカみたいですけど」

と、最後は笑っていました。

この男性は、カウンセリングの初めのうちはなんとなく暗い表情だったのが、自分の生活を振り返ったあと、表情は明るくなり、最後には明るい笑顔をふんだんに見せるようになっていました。

この男性は「がんはどんな恵みをあなたに与えたと思いますか」と私

が質問する前に、自分で自分に問いかけ、自分で答えていたのです。

この男性はいろいろな新しい経験を喜びをもって迎える人だと思います。また、新しい苦難にも、まずは喜びをもって立ち向かおうとする人なのでしょう。

「がんとコミュニケーションを取ろうとしない人」

もちろん、カウンセリングに見える方は、この男性のような人ばかりではありません。

たとえば、私が玄米を食べることを勧めると、口にこそはっきりは出しませんが、「玄米なんて、そんなまずそうなもの食べなきゃいけないのかね」という悲しげな表情を浮かべる人はけっこういます。「そんなの美味しくないし、食べにくそうなもの食べたくはないな」という感じです。

今までほとんど食べたことのない玄米というものを食べるという、新しい経験に少しでも興味をもつどころか、そんなものを食べることを勧められる自分の状態を嘆いて、悲しんでいるようなのです。

玄米を食べるということだけではありません。食事で言えば、今までのように肉類を食べることを減らして、野菜や根菜類などをもっと食べるようにしましょう、というような提案をすると、どこか悲しそうなのです。「あの美味い肉を食べられないのか、淋しいな」なんて考えているようなのです。

また、生活上のことでも、新しいことはあまりやりたがらないところがあります。たとえば、クルマに乗るのは減らして、もっと歩きましょう、などと提案すると、スイスイクルマで走っていたのを、トボトボ歩くことを考えるのか、淋しいような苦しいような表情を浮かべたりします。

こういう人にとっては、今までの生活を変えて、新しいことをやるということは、それがどんなことでも、ちょっとつらいこと、また悲しいことなんでしょう。

このような「悲しみの人」「苦しみの人」は「あなたはなぜがんになったのだと思いますか」とか「がんの恵みってなんだと思いますか」といった、あまり聞かれない質問などをされると、「喜びの人」とはまったく違った反応を見せます。

ある60代の女性は「自分ががんになったのは遺伝のせいです。私の父も叔父もがんになったのですから」とだけ言い張り、自分の生活態度はどこも悪くないと主張しました。

私が「たばこを吸ってらっしゃいますよね。それががんの原因の1つとは考えられませんか」と言うと、「たばこを吸っている人が全員がんになるわけではないでしょ。そんなこと関係ないですよ」と言うのです。

また、「がんはあなたになにか恵みをもたらしている、とは考えませんか」と聞くと、「そんな恵みだなんてなに1つありません。そんなものあるわけないじゃないですか。ただの不治の病です」と言うのです。

長く話していると、この女性の心の奥には恐怖があることがわかりました。がんに対して大きな恐怖をもっているようでした。

がんを患って、体内にがんを抱えている人にとっては、これは当然ともいえますが、この恐怖のために、その女性は自分のがんを見ることができないのです。ましてや、がんとコミュニケーションを取ろうなどということはできるはずもありません。

では、その女性は私のアドバイスなど聞かないかというとそうではありません。まじめに、一生懸命に、私の言うことを聞き、ノートに取ったりもしました。

たとえば、玄米の美味しい調理の仕方など話すと、私が手渡したプリントの横に細かいことまで書き込んだりして、生活や食事を変えようという意欲は強いことがよくわかります。

でも、たとえば、「ああ、玄米ですか。前に一度食べたことがあるんですけど、やっぱり美味しくないんですよね。炊き上げるまでも面倒だし。ああ、あんなもん食べなきゃいけなくなっちゃったんですね」と顔を暗くするのです。

「ヨガをやるのはどうですか。あの深い呼吸法が自然治癒力を向上させるといわれています」と私が言うと、「ああいうスポーツやるのって、あんまり好きじゃないんです。でも、先生がヨガがいいっておっしゃるんでしたら、やりますけど」となにか気の乗らない表情を浮かべるのです。

この女性は心の深いところで、新しいことへの恐怖心や強い不安感があって、新しいことを考えたり、やったりするとなると、悲しい気持ちや苦しい気持ちが出てきてしまうようです。

「悲しみの人」を「喜びの人」に

このような例を見るまでもなく、「喜びの人」が「悲しみの人」や「苦しみの人」とくらべて、がんを克服する確率が高いだろうということは、どなたでもわかるでしょう。

サイモントン博士が主張していることもまさにこのことなのです。サイモントン博士が考えたことは「では、どうやったら、このがんを患っている人を『喜びの人』（サイモントン博士はこのような言葉は使っていませんが）に変えられないか」ということでした。

そして、サイモントン療法をあみ出したのです。このサイモントン療法のがん克服方法は、現在では、実際に多くの人に受け入れられ始めています。

カウンセリングに見えた方に、サイモントン療法などを基礎にして、私自身が考えているがん克服方法をよく語ります。

私は、この克服方法をときどき「喜びのがん克服・基本的心構え」と呼んだりします。

「喜びのがん克服・基本的心構え」

(1) がんだから死ぬなんて、それこそ死語

がんになったら、もう終わりと言われた時代もありました。でも、今では、がんになる人は多いけれども、がんから生還する人もとても多くなっています。

がんになったからといって、「もうだめだ！」なんて思うのはまったくのナンセンス。

たとえステージⅣ（4）と宣告された人でも、自分の中にある治る力（自然治癒力）を信じて生き方や考え方を変え、がんを克服した人はたくさんいます。

まずは、「不治の病」という呪縛（じゅばく）から自分を解放し、ネットや本や講演会などでできるだけ治った人の情報に触れるようにして、「強い希望」と「前向きな心」をもつことです。すべてはこの心がけから始まるのです。

（2）がんからの脱出だけでなく、新しい人生の目標をもつ

1度がんを発症すると、寝ても醒(さ)めてもがんを治すことばかり考えてしまいがちです。それで、「まず、このがんを治してから、すべてはそれから……」などと考え、ただがんの治療ばかりに気をとらえられてしまうのです。

「がんになっちゃったか、まあ、しょうがないだろう」といい意味で開き直って、がんの治療は治療でちゃんと進めながら、なにか今までできなかったこと、または、抗がん剤などで体力が落ちていたとしても、なにかできることをやろうという気持ちをもつことがとても重要です。

人間というものは不器用なもので、一度に1つのことしか考えられないようにできているそうです。がん治療のことばかり考えていたら、がん以外のことはなにも考えられないようになります。

反対に、ほかのことを考えていたら、その間、がんのことは忘れることができるのです。

がん以外の楽しいことを考えてワクワク、ドキドキする時間をたくさんつくると、自然治癒力が増すということは今では常識です。

これこそサイモントン療法の出発点です。

（3）自分の欠点も良さも両方認める

まず、自分の価値、自分の良さを認め、自己肯定感を高めましょう。その気になって探せば、自分のいいところはけっこう見つかるものです。

「自分は気が弱いな、主体性がないな」と考えて切なくなったら、「そうかもしれない。ということは、自分はやさしくて、気配りができるってことだ」と考えればいいのです。

「自分は仕事の付き合いばかりしていて、家庭を顧みなかった」と思って、自分を責めたくなったら、「まあ、自分はそれだけ、仕事熱心で、社交的な性格なんだな」と思えばいいのです。

このように、考え方を変えて、反対から見てみれば、自分の良さはいくらでも見つかるでしょう。自分の良さを十分見つけて、自己肯定感が高まったと思ったら、自分の欠点も少しは認めて変える努力をしてみてください。自分の欠点も認めないと、新しい人生への第一歩が踏み出せないからです。

（4）がんをより良き人生への踏み台と考える

がんになるということは、自分自身について自分では気づかないなにかを教えられていることなのです。

大げさに聞こえるかもしれませんが、これこそ天からの恵みなのです。

この恵みを有効に活用して、あなたのより良き人生への第一歩、その踏み台にしないということは、まったくの無駄をしていることです。

がんが教えてくれようとしているメッセージに耳を傾けて、「本来の自分らしい生き方」を目指して、新しい生活を始めてみましょう。

がんを克服した人は、みなさん必ずこう言います。

「私はがんになる前より今が幸せです」

（5）治療法は結局、自分で決めるしかない

今は情報過多の時代です。がんの治療法についても、ありとあらゆる方法が情報として流されています。様々な治療法が推奨され、反対に、様々な治療法がけなされています。

このような情報の洪水の中で、「いったい、自分はどうしたらいいんだろう」という気持ちになるのは当然でしょう。

もちろん、人からアドバイスを受け、より良い治療法を求めて、いろいろ探るのは重要なことですが、結局、それらの過剰な情報の中から治療法を決めるのは自分しかいないというのが現実です。

だからと言って、ただ自分1人で独りよがりに決めなさい、と言っているのではありません。当然、専門家の意見を聞き、アドバイスを受けなければなりません。

でも、どの専門家から意見なりアドバイスを受けるかということも当然、決めなければならないのです。そして、その専門家を決めるのも結局、自分自身以外には誰もいないのです。

ぜひ直観を働かせて「本当に信頼できるモノ」や「本当に信頼できるヒト」に出会えるよう積極的に行動してみてください。

(6)「いつも元気に、ニコニコと！」

がんになって、治療生活をしているとき、一番支えてくれているのはもちろん家族の方たちです。家族の方への感謝の気持ちを口に出すということは当然のことですが、意外にも「どんなときに、どこまで感謝の気持ちを言葉にすればいいのかわからないこともある」という言い方をする人もいます。

口ではいくらお礼を言っても、治療のことを考えて家族がつくってくれた食事を食べたくないということもあるかもしれません。

よほどがん治療に良くないものでもなければ、少しは食べてもいいというのが私の考えですが、そんな食事のときも含めて、細かいことでいちいちお礼を言うよりも、できるだけ機嫌良くしていることを心がけようというのが私の考えです。

治療でつらいときも、少しでも機嫌良く！

患者さんが少しでも機嫌良くしているのを見る

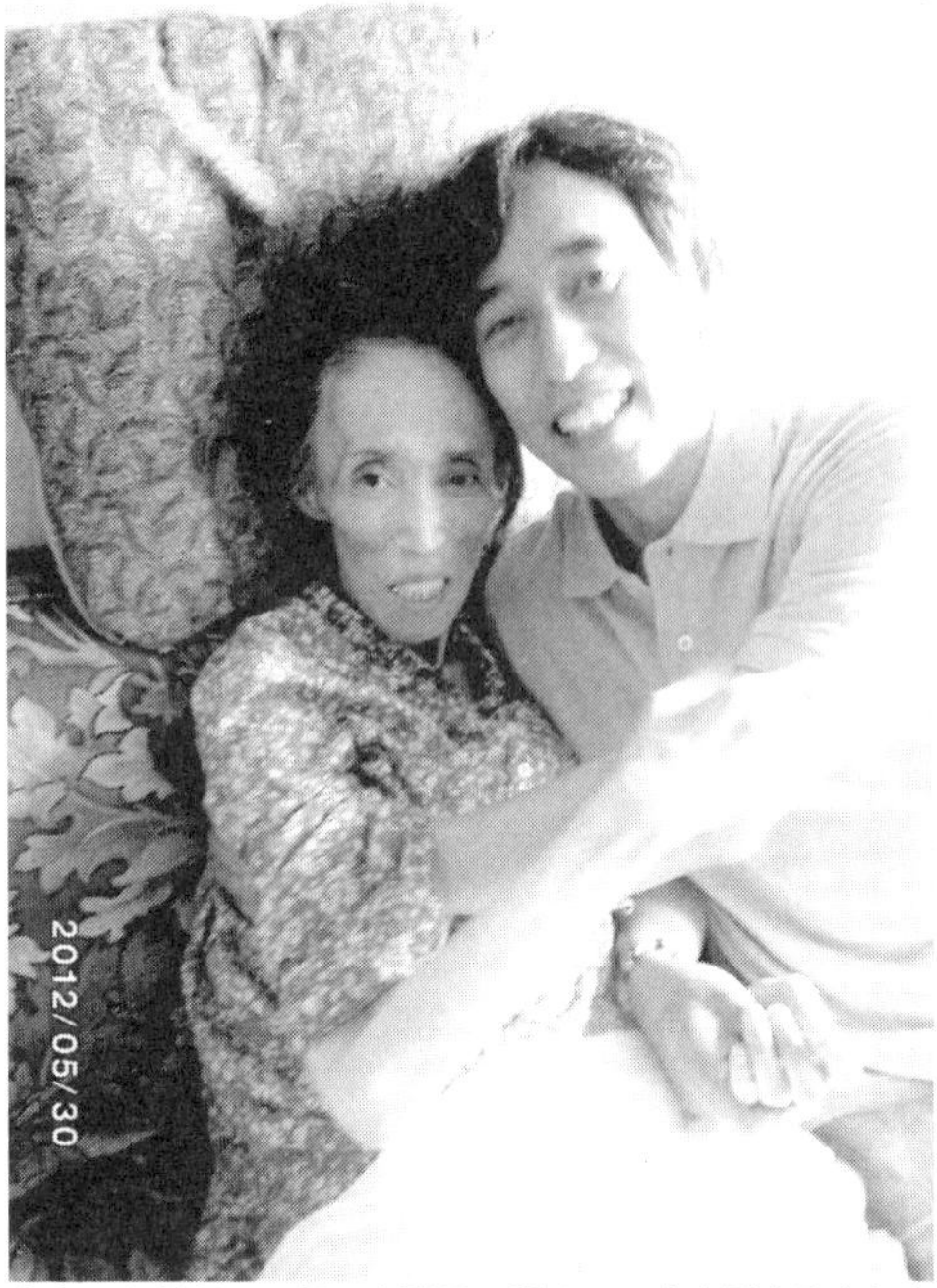

自宅にお見舞いに伺った翌日、穏やかに息を引き取られた

のが、家族の方にとって、なによりもホッとするものだからです。

それだけでなく、この「いつも元気に、ニコニコと！」の精神、これこそがん克服には一番大切なものなのです。

サイモントン療法の精神も、結局、この「いつも元気に、ニコニコと！」に集約されると言っていいでしょう。

[悲しみを喜びに変える簡単な方法]

「そういうのが理想だということはわかるけど、自分は暗い性格だから、そんなふうに明るくはやっていけそうもないな」とか、「がんという病気はなんといっても、結局、怖いものだから、私はどうしても、もっと悲しく、暗くなっちゃうと思います」というような声があちこちから聞こえてくるような気がします。

でも、私たち人間の気持ち、あるいは心というものは、そんなに不自由なものなのでしょうか。そんなに自分のちょっとした意志では変えられないものなのでしょうか。

昔から哲学者の人たちや心理学者の人たちがそのことについて、とてもおもしろいことを語っています。「私たち人間は悲しいなにかを見て、悲しくなっているわけではないのです」と。

では、私たちはどんなとき悲しい気持ちになっているのでしょうか。

「もともと悲しいものというのはなくて、自分が悲しい気持ちをもってなにかを見たら、そのものが悲しいものになるのだ」ということなのです。

どういうことかと言えば、がんというものはもともと悲しいものなのかどうかはわかりません。悲しい気持ちでがんを見れば、がんは悲しいものになってしまうのだということなのです。

反対に、明るい気持ちでがんを見れば、がんは決して悲しいものではないし、がんに対して明るく接することが簡単にできるはずだ、ということなのです。

がんとは怖くて、苦しくて、悲しいものだという先入観が、私たちの本当の気持ちとは関係なく、勝手に私たちの気持ちや心をつくってしまっているということなのです。

もし、この先入観を捨てて、明るい気持ちをもってもう1度見れば、がんに関するすべては大きく変わったものに見えているはずです。

セロトニンを増やし、明るく前向きに

がんを発症したために、もともと暗い性格だったのが、一層暗くなってしまって、なにごとにも消極的になってしまった、なんてこともよく聞きます。

「これも1種のうつなんでしょうか。なにか薬で治せないもんでしょうか」

最近も、カウンセリングに見えた女性から、このような訴えを聞きました。

「セロトニンと呼ばれる神経伝達物質が不足すると、気持ちが暗くなったり、食欲が衰え、なにごとにもやる気がなくなったりします。このうつ状態を軽くするには、セロトニンを増やせばいいということで、SSI（セロトニンホルモンの分解を抑制する薬）などの薬が開発されています」

と私が言うと、その女性は「そうですか」と言いましたが、なにか浮かない感じでした。

たぶん、さっきまで抗がん剤や降圧剤や、いろいろ薬を飲まされていていやだと言っていたので、「また、薬飲むの？」と思って、気持ちが沈んでしまったのでしょう。

「薬がおいやでしたら、薬を飲まなくてもセロトニンを増やす方法はありますよ。薬よりもっと効果があって、もっとずっと楽しい方法です」

と私は言いました。

「そんな方法ってあるんですか」

と女性は目を輝かせて言いました。

「それに、この方法はお金もかかりません」

と言って、私は説明しました。

(1) 1番目が太陽の光をよく浴びる

私たち人間もこの大自然の一部、地球上に無数に存在する動物の一種にしかすぎないんです。

明るく元気になり、やる気になるには、肉体的にも精神的にも、なによりも太陽の光が必要なんです。

ずっと陽が射さないようなところで、毎日暮らすことを考えてみてください。健康そのものの人だって、気が滅入ってきて、病気になってしまいます。

天気のいい日は、外に出て、まずお日様の光を浴びることです。

この何気ないことだけでも、人間というのは元気になってしまうものなのです。

（2） 2番目が早寝早起き、規則正しい生活をする

これも、私たち人間はいかに地球上の大自然の一部でしかないのかということの証明です。

私たち人間は何十万年、あるいは何百万年という長い間、お日様が出ると同時に目覚め、一日の活動を始め、お日様が沈んだあとは、たき火の周りに集まって、みんなで静かに過ごし、すぐに寝るという生活を続けてきたのです。

この生活リズムを壊したら、身体にも支障はくるし、心にも支障はくるに決まっています。

やる気がなくなって、なにを考えても、悲観的なことばかり浮かんできて、暗い気持ちになるということは、要するにうつ症状になるということは、がんの発症と同じように、自然があなたの生活は自然と離れてしまっていますよ、危険信号ですよ、と教えてくれているのです。

（3）3番目が毎日運動をする

これも人間は動物の一種だということをよく示しています。動物は食物を得るために、みな身体を規則的に動かして生きています。実際、人間もずっと長い間同じことをやっていました。

身体を動かして、採取したり、狩や漁をしたり、そのうち農作業をしたりして、食料を得て生きてきました。

運動が不足したら、身体にも良くないし、心にも良くないのは当たり前でしょう。ただ歩くだけでもいいですし、テニスとか好きなスポーツをやるのもいいでしょう。でも、心を軽やかにするには、リズムのある運動、たとえば、ダンスとかそういう運動が一番効果が高いようです。

（4）4番目が仲間たちと気軽に語り合う

おわかりだと思いますが、これも私たち人間が太古の昔からいつもしていたことなんです。私たち人間は猿やチンパンジーと同じように、群れて暮らす動物です。孤独や孤立というものは、私たち人間にはもともと向かないんです。

いつも1人でいたりすると、だんだん心がおかしくなってきて、そのうちまともに反応しなくなっちゃうんですね。

とにかく、まずいろんな人と交わるようにすることです。人と交わると、面倒なことも必ず起きます。でも、まだこの面倒なことのほうが、孤独でいて心がおかしくなるよりかはずっとマシなんです。

私の主催している『ラポールの会』のような、がん患者の集いというものも、世間にはありますから、そういう所に顔を出してみるのはとてもいいことです。ぜひ、お勧めです。

それから、ご家族とはできるだけスキンシップをもつようにするというのも重要です。

セロトニンは別名『幸せホルモン』などとも呼ばれるように、幸せになるとたくさん出てくるし、たくさん出てくると幸せになるという具合に、私たちの幸福感とは密接な関係のある物質なのです。

スキンシップがうまくいかない場合も、繰り返しになりますが、『ラポールの会』のような集いに顔を出して、同じ境遇の仲間たちと気軽に語り合うということはとても重要なことです。

（5）5番目が自然の食材を万遍（まんべん）なく食べる

とくに、セロトニンをつくるトリプトファンと呼ばれる物質が多い食べ物をよく食べるのが重要です。この物質はバナナや乳製品に多く含まれています。

でも、基本的にはなんでもよく食べることです。

ダイエットをやっている人、とくに若い女性にはうつ気味の人がたくさんいるのですが、ダイエットをやりすぎると、このトリプトファンという物質が充分とれなくなって、その結果、セロトニンが不足しているからだと思われます。

タンパク質は重要ですから、大豆や魚などの良質なタンパク質を含む食べ物をよく食べることです。

とにかく、もう1度、自然とはなんなのか考え、できるだけ自然に暮らすということですね。自然に近づけば近づくほど人間は健康になり、反対に自然から離れれば離れるほど、人間は病気になると言われていますが、これは身体だけでなく、心にも当てはまるんですね。

自然に近づけば近づくほど、『喜びの人』になるということでもあります。そして、『喜びの人』になればなるほど、あなたの自然治癒力は高くなるのです。ここが一番重要な点です。

「自分がしてもらいたいことを人にしなさい」

キリストの有名な「自分が人からしてもらいたいことを人にしなさい」という言葉は実は私たち一人ひとりが「喜びの人」「幸福な人」になるためのアドバイスでもあったのではないでしょうか。

私たちはこのキリストの言葉の深い意味を日々経験しているのです。

たとえば、私たちは日常生活の中で、小さな親切を人にしてやったとき、気持ち良くならないでしょうか。

友人に親切にしてやさし

野本先生、奥さまへ

いつも支えて下さりありがとうございます
先日のくぬぎのファームの散策なども楽しかった。
ひとりぼっちになるので こわくて、病気が
こわくて、泣き虫な私ですが、逃げずに
向き合うことができたのは、先生方のサポートが
あってです
先生、かなえさんは とってもやさしいね
この病気になって たくさんのすばらしい方々と出会い
あたたかさをもらい 私は しあわせです

感謝いっぱいです

A CHRISTMAS KNOCK

病気に向き合う素直な気持ちが幸せをもたらす

い言葉をかけたとき、楽しい気持ちにならないでしょうか。

家族にいつも以上に親切にして、やさしいことをしてやったとき、快い気持ちにならないでしょうか。

このように、人に親切にして、自分自身が楽しくなったり、快い気持ちになったとき、私たちは自分を心身ともに、健康にして、自分の生命力を上げているのです。

「そんなこと、たんなる気持ちの問題ではないんですか」と考える人は多いでしょう。

でも、私たちが日常的に行なっているこの小さな親切が、私たち自身の健康にとって、非常に大切で貴重なものだということが、最近わかってきているのです。

［オキシトシンの奇跡］

私たち人間は、人に親切にしたり、人の助けになることをしたり、人と絆を深めるようなことをしたりしたとき、体内でオキシトシンと呼ばれる物質をつくり、分泌していることがわかってきました。

このオキシトシンと呼ばれる物質は地球上にいる生き物の中で、哺乳類の体内にしか存在しないし、また、体内で自力でつくる以外、外部から飲み物や食べ物の形で摂取することができないのです。

このなにかミステリアスな物質はオスとメスが出会ったり、キスしたり、セックスしたり、妊娠したり、出産したり、授乳したりするとき、よく出る物質なのです。哺乳類の生命の灯をともし、生命を誕生させ、それを育み、命を引き継いでいくとき、哺乳類の身体と精神を健康に保ち、助けるために存在するという、なんとも神秘的な物質なのです。

オキシトシンは、私たち哺乳類が生命の誕生や維持に関わることで、ストレスやその他の様々な困難のために、苦しんだり、悲観的になったり、つらくなったりしたとき、そのストレスや苦しみに対抗して、私たちの心と身体を元気にし、前向きな状態に維持してくれるというのが、その仕事なのです。

不思議な仕事とも言えるし、なにか奇跡でも起こしそうな仕事をする物質なのです。

繰り返しになりますが、このようなすごい物質が食べ物とかサプリだとか、そんな形で外部から摂取するということはできなくて、それは私たちの身体と心がある種の動きをするときだけ、体内でつくられ、分泌されるというものなのです。

このある種の動きとはどういうものかと言えば、先ほど書いたように、1つは私たち人間にとって、いや、生物にとって、一番重要な新たな生命の誕生、種の持続というものに関わった動きをするときであり、もう1つは「ほかの個体を思いやり共感する行為」をしたときに増加することがわかっています。オキシトシンが別名「愛のホルモン」と呼ばれるのもうなずける話です。

オキシトシンは、まさに奇跡の物質なのです。

［小さな親切が奇跡を生み出す］

オキシトシンを分泌するとき、私たちの心は、人への信頼、愛情、思いやり、自己肯定、積極性、楽観などの気持ちで満ち溢(あふ)れると言われます。

この現象も、いつオキシトシンが分泌されるのかを考えれば、すべて納得がいきます。

誰かと出会って、恋をして、セックスをして、妊娠して、出産して、夫婦で（種によっては群れというコミュニティーで）子育てをするという、この一連の種の存続の行為を見れば、そこにあるものは、愛情や信頼や思いやりや自己肯定や積極性や楽観以外にありえないでしょう。

他人への小さな親切を日常的に繰り返しさえすれば、少しずつ私たちの体内でオキシトシンはつくられ、分泌されるのです。

そして、これがきわめて重要なことですが、このオキシトシンが分泌されている状態ほど、私たちの自然治癒力が活発になっていることはありません。

この科学的事実も、私たちの当たり前の常識を振り返ってみれば、まさに当たり前のことだということがわかるでしょう。

人が出会って、恋をして、結婚して、子どもを産む頃、私たちは一番活力に満ち、積極的で、少々の無理をしても、心身ともに病気になどなかなかなりませんし、地震などの災害や病気などの試練に遭ったとき、どれだけ周りの人たちと絆を深くして助け合えるかどうかで心身の健康を維持できるかの分かれ道になります。

サイモントン博士が目指していたものも、究極的に言えば、このオキシトシンという物質をがん患者の体内でもつくりだし、分泌させることだったのではないでしょうか。

「ラポールの会」もまた目指すところは同じ、絆と助け合い、それに相互理解の場なのです。

［著者紹介］

野本篤志（のもと・あつし）

1958年茨城県生まれ。がん統合医療コーディネーター、薬学博士。NPO法人緑の風ヘルスサポートジャパン理事長。一般社団法人がん患者サポート協会理事長。

がん体験者とその家族の会（ラポールの会）代表。東京薬科大学、筑波大学大学院を卒業。藤沢薬品探索研究所主任、同医学調査部課長、アステラス製薬開発本部内分泌領域プロジェクトリーダーを歴任後、母の2度目のがんの体験を機に会社を退職し、現NPO法人やラポールの会を立ち上げ、「自分の健康は自分で守ろう！ 取り戻そう！」を合い言葉に、統合医療の普及や生活習慣病予防の啓発活動、がん患者やその家族へのサポート活動を行っている。また茨城県土浦市の約5千坪の農地に自然療法（森林療法や園芸療法）を体験できるブルーベリー農園『くぬぎ野ふぁーむ』を創設し自然や農業を中心とした活動を進めている。

著書に『がんが自然に消えていくセルフケア ―毎日の生活で簡単にできる20の実践法』（現代書林）、『家族のケアでがんは消える－患者を生還に導く48の智恵』（遊タイム出版）、『がんを自分で治したい人のセルフケア実践ノート』（プレジデント社）がある。

■ NPO法人 緑の風ヘルスサポートジャパンのHP：
http://www.npo-midorinokaze.com/
■ 一般社団法人 がん患者サポート協会のHP：
http://soudan-gan.com/
■ くぬぎ野ふぁーむ（くぬぎ野はうす）のHP：
http://www.kunugino.com/

がんを味方につけた生き方

二〇一七年一〇月二〇日 第一刷

著者 野本篤志
発行者 山下隆夫
企画・編集 株式会社 ザ・ブック
東京都新宿区若宮町二九 若宮ハウス二〇三
電話（〇三）三二六六－〇二六三

発行 太陽出版
東京都文京区本郷四－一－一四
TEL（〇三）三八一四－〇四七一
FAX（〇三）三八一四－二三六六

印刷・製本 株式会社 公栄社

ISBN 978－4－88469－917－8